AF313644

HYGIÈNE SOCIALE

ENQUÊTE SUR L'ALIMENTATION

D'UNE CENTAINE

D'OUVRIERS ET D'EMPLOYÉS PARISIENS

CE QU'ELLE EST

irraisonnée, insuffisante, insalubre, dispendieuse ;

CE QU'ELLE POURRAIT ÊTRE :

rationnelle, suffisante, salubre, économique ;

Enquête présentée à la IVᵉ Section du Congrès international de la Tuberculose
(2-7 octobre 1905)

PAR MM.

L. LANDOUZY, professeur

Henri et Marcel LABBÉ, chefs de laboratoires

de la Clinique Médicale Laënnec

PARIS

MASSON ET Cⁱᵉ, ÉDITEURS

LIBRAIRES DE L'ACADÉMIE DE MÉDECINE

120, BOULEVARD SAINT-GERMAIN

1905

ENQUÊTE SUR L'ALIMENTATION

D'UNE CENTAINE
D'OUVRIERS ET D'EMPLOYÉS PARISIENS

CHAPITRE PREMIER

> La Vie ne se poursuit que grâce à des
> échanges et des dépenses continues qui
> créent les besoins alimentaires.
>
> ARMAND GAUTIER.

Professant que les raisons préparantes de la tuberculose sont, en majeure partie, fonction des conditions économiques de l'individu; frappés depuis longtemps des manquements que font à l'hygiène alimentaire la plupart des travailleurs non éduqués et non informés; nous avons voulu étudier sur le vif leur alimentation dans ses rapports avec l'étiologie de la phtisie, au même titre que nombre d'hygiénistes ont envisagé les logements insalubres comme pourvoyeurs de tuberculose.

Sur leurs manières de se nourrir, nous avons interrogé une centaine d'ouvriers et d'employés, de différents métiers, de divers quartiers de la capitale et de la banlieue, venus, soit pour consulter, soit pour entrer à Laënnec. Le diagnostic et le traitement du malade établis, nous enquêtions avec détails, et suivant une même méthode, sur son travail, son salaire, son logis, sa « nourriture ».

On ne saurait imaginer combien l'alimentation de l'ouvrier et de l'employé est d'ordinaire irrationnelle, qualitativement ou quantitativement insuffisante, relativement dispendieuse et souvent insalubre. Comment, du reste, en pourrait-il être autrement, l'ouvrier n'ayant pour se nourrir d'autre guide que son appétit, et la routine lui tenant lieu de règle !

Pourtant, les manquements à l'hygiène alimentaire, aussi bien que le surmenage et le logement insalubre, sont de larges voies par lesquelles on s'achemine à la tuberculose.

Combien d'individus, guettés par la contagion, ont été mis en état de moindre résistance, non par un travail excédant leurs forces, ou par un taudis, mais parce qu'ils ne mangeaient pas « leur suffisance » ; parce qu'ils mangeaient mal, ne consommant pas ce qui leur eût été préférable ; parce qu'ils mangeaient du « peu nourrissant » ; ou bien encore, parce qu'ils mangeaient ce qui leur était nuisible !

C'est ce dont on se convaincra en pénétrant dans le détail de notre enquête, comme en lisant condensées et synthétisées sur notre tryptique[1] les fautes commises par quatre catégories d'ouvriers et d'employés observés.

Les *commandements* de l'hygiène alimentaire, promulgués par la physiologie de la nutrition, que nous avons mis en regard des erreurs insciemment commises par les travailleurs, font saisir les insuffisances de leurs repas habituels, et aident à comprendre comment et pourquoi l'alimentation routinière de nos clients laisse maints d'entre eux sans défense contre les attaques de l'infection tuberculeuse.

La *Pratique* de l'hygiène alimentaire (c'est-à-dire, pour chacun, les manières physiologiques et rationnelles de choisir et de prendre sa nourriture) est, dans ce même tryptique, placée en parallèle des fautes imputables à l'ignorance.

Dans cette pratique de l'hygiène alimentaire, le travailleur averti trouvera des indications sans lesquelles il ne saurait équilibrer son budget de recettes et de dépenses, au mieux du déploiement de sa vigueur.

1. On a pu le voir, à l'Exposition du Congrès international de la tuberculose, à côté de nos Tables de Matière alimentaire, sous la rubrique : *Prévention de la tuberculose par l'hygiène alimentaire.*

Notre tryptique, nos *Indicateurs d'alimentation* et nos Tables de *Matière alimentaire* [1] — ces dernières donnant la valeur-calorie, la valeur-argent et l'équivalence des aliments communément usagés à Paris, — constituent des leçons de choses d'éducation domestique auxquelles pourront se reporter, individuellement ou collectivement, travailleurs nourris isolément ou dans la famille, coopératives, mutualités, patrons nourrissant leur personnel, maîtresses d'enseignement ménager, etc., tous ceux qui, en *hygiénisant* l'alimentation populaire, comme en assainissant les cités ouvrières, voudront servir la prévention de la tuberculose.

---

1. Nous employons ce terme dans le même sens que s'emploie le terme *Matière médicale;* de même que nous parlons de Bromatodynamie comme on parle de Pharmacodynamie.

CHAPITRE II

ENQUÊTE SUR LES HABITUDES ALIMENTAIRES
D'UNE CENTAINE D'OUVRIERS,
OUVRIÈRES ET EMPLOYÉS PARISIENS

Consultants ou malades à la Clinique médicale Laënnec

I. — But de l'enquête.

L'enquête entreprise durant l'année scolaire 1904-1905 dans notre clientèle hospitalière a pour but de rechercher : 1° s'il ne se trouve pas à la base de l'alimentation ouvrière parisienne, un certain nombre de fautes commises contre la physiologie de la nutrition ; 2° la raison, la nature, l'étendue et le retentissement de ces fautes.

Pour remédier aux mauvaises habitudes relevées dans la population parisienne (habitudes préjudiciables à la qualité du travail fourni par l'ouvrier comme à sa résistance aux maladies, surtout à la tuberculose), il nous fallait également connaître les ressources du travailleur, et la façon dont il les utilise pour se nourrir. L'enquête nous a révélé toute l'étendue du mal, nous montrant qu'il en est souvent de l'alimentation comme de l'habitation de l'ouvrier : l'une comme l'autre mauvaises deviennent facteurs étiologiques de la tuberculose.

C'est pour apprendre aux ouvriers, aux employés, à remplacer leur alimentation fautive et insalubre par une alimentation rationnelle, que nous voudrions qu'il leur fût placé sous les yeux : d'abord les « *commandements* », les exigences de la physiologie ; ensuite, des indications détaillées, mises clairement à la portée de tous, pour permettre à chacun d'obéir à ces « commandements » et de satisfaire à ces exigences. C'est pour cela que nous avons dressé des tableaux de la valeur nutritive et marchande des aliments usuels.

Nous voudrions qu'averti, éduqué, renseigné, le travailleur pût, par un emploi judicieux de son salaire, consommer « pour sa suffisance » des denrées alibiles[1], saines et économiques : ces trois attributs étant la base essentielle de toute réforme de l'hygiène alimentaire.

II. — **Voies et moyens de l'enquête.**

Conduite au double point de vue alimentaire et économique, l'enquête a porté sur un total de 125 personnes. La proportion des femmes interrogées s'est trouvée un peu plus élevée que celle des hommes.

Les sujets étaient des hospitalisés dans le service de la Clinique Laënnec, ou des consultants gratuits venant à la Consultation de ce même hôpital. C'étaient donc *tous* des habitants de Paris même ou de la banlieue, particulièrement de Boulogne, Puteaux et Suresnes qui ressortissent à notre circonscription hospitalière. Il en résulte que les conclusions que nous avons pu tirer de cette enquête sont *spécialement applicables à la classe laborieuse parisienne*.

Nombre de nos clients étaient ou bacillaires ou tuberculeux : d'autres étaient fatigués, indisposés, en imminence de maladie ; d'aucuns étaient des syphilitiques, des dyspeptiques, d'autres atteints de diverses affections légères ou sérieuses, du foie, des reins, du cœur, etc.

1. Nourrissantes. de *alere*, nourrir.

OUVRIERS, OUVRIÈRES ET EMPLOYÉS PARISIENS

FAUTES CONTRE L'HYGIÈNE ALIMENTAIRE — RÈGLES DE L'ALIMENTATION RATIONNELLE   TYPES DE REPAS SALUBRES ET ÉCONOMIQUES

1ʳᵉ Catégorie : OUVRIERS EXÉCUTANT DES TRAVAUX DE FORCE

EXEMPLE D'ALIMENTATION DÉFECTUEUSE

Pas de repas avant le travail, commence à 5 heures du matin.

4.600 calories pour 4 fr. 50

FAUTES CONTRE L'HYGIÈNE ALIMENTAIRE

- Pas de repas avant le travail du matin.
- MANGENT TROP de Viande.
- NE MANGENT PAS ASSEZ de : Légumes, Pâtes alimentaires, Féculents, Sucre.
- BOIVENT : Beaucoup trop de boissons et surtout de toutes sortes.

L'ALIMENTATION JOURNALIÈRE DOIT FOURNIR

48 calories par kilogr. de poids, soit **3.600 calories**.

Les mets divers composant cette ration doivent contenir :
- Hydrates de carbone . . . [illegible]
- Graisses . . . [illegible]
- Albumines . . . [illegible]
- Alcool . . . [illegible]

EXEMPLE D'UN MENU

Aliments	Poids	Prix
[illegible]	[illegible]	[illegible]

2ᵉ Catégorie : OUVRIERS EXÉCUTANT UN TRAVAIL MODÉRÉ

EXEMPLE D'ALIMENTATION DÉFECTUEUSE

Pas de repas avant le travail commence à 7 heures du matin.

2.406 calories pour 3 fr. 25

FAUTES CONTRE L'HYGIÈNE ALIMENTAIRE

- Pas de repas avant le travail du matin.
- MANGENT TROP de Viande.
- NE MANGENT PAS ASSEZ de : Féculents, Pâtes alimentaires, Soupes, Légumes, Sucre, Mets sucrés.
- BOIVENT TROP de : Boissons alcooliques et surtout de vin.

L'ALIMENTATION JOURNALIÈRE DOIT FOURNIR

40 calories par kilogr. de poids, soit **2.800 calories**.

Les mets divers composant cette ration doivent contenir :
- Hydrates de carbone . . . [illegible]
- Graisses . . . [illegible]
- Albumines . . . [illegible]
- Alcool . . . [illegible]

EXEMPLE D'UN MENU

Aliments	Poids	Prix
[illegible]	[illegible]	[illegible]

3ᵉ Catégorie : EMPLOYÉS SÉDENTAIRES

EXEMPLE D'ALIMENTATION DÉFECTUEUSE

5.200 calories pour 3 fr. 20

FAUTES CONTRE L'HYGIÈNE ALIMENTAIRE

- MANGENT TROP de : Tout, principalement viande et albumine.
- NE MANGENT PAS ASSEZ de : Légumes frais, Plats sucrés.
- BOIVENT TROP de : Apéritifs, Liqueurs.
- NE BOIVENT PAS ASSEZ d'Eau pure.

L'ALIMENTATION JOURNALIÈRE DOIT FOURNIR

35 calories par kilogr. de poids, soit **2.100 calories**.

Les mets divers composant cette ration doivent contenir :
- Hydrates de carbone . . . 300
- Graisses . . . 38
- Albumines . . . 51
- Alcool . . . [illegible]

EXEMPLE D'UN MENU

Aliments	Poids	Prix
[illegible]	[illegible]	[illegible]

Total menu journalier : 1 fr. 013

4ᵉ Catégorie : OUVRIÈRES PARISIENNES ET EMPLOYÉES

EXEMPLE D'ALIMENTATION DÉFECTUEUSE

Pas de repas avant le travail.

1.400 calories pour 0 fr. 80.

FAUTES CONTRE L'HYGIÈNE ALIMENTAIRE

- Pas de repas avant le travail du matin ou repas négligé.
- MANGENT TROP de : Aliments peu nourrissants ou de condiments.
- NE MANGENT PAS ASSEZ de : Tout en général.

L'ALIMENTATION JOURNALIÈRE DOIT FOURNIR

38 calories par kilogr. de poids, soit **2.090 calories**.

Les mets divers composant cette ration doivent contenir :
- Hydrates de carbone . . . 338
- Graisses . . . 11
- Albumines . . . 101
- Alcool . . . 27

EXEMPLE D'UN MENU

Aliments	Poids	Prix
[illegible]	[illegible]	[illegible]

Total menu journalier : 0 fr. 98

---

* Le prix des menus journaliers est calculé, les aliments étant achetés et préparés chez l'ouvrier ; ces mêmes menus pris chez le restaurateur doivent être majorés de 30 0/0 au moins.

III. — Classification des sujets suivant les conditions de leur travail.

Il était tout indiqué, vu le caractère social de cette étude, de subdiviser d'abord les hommes et femmes suivant la nature de leur travail. Il en résulte une classification *professionnelle* commençant par les métiers essentiellement manuels et de force, pour finir par les professions de moins en moins fatigantes.

Hommes.

Classe	I.	— Ouvriers manuels divers.	12
—	II.	— Journaliers	4
—	III.	— Mécaniciens, chauffeurs, etc.	2
—	IV.	— Sommeliers, garçons de cave.	3
—	V.	— Cuisiniers, blanchisseurs, gardiens de la paix	6
—	VI.	— Cochers	4
—	VII.	— Employés de commerce	7
—	VIII.	— Placiers et professions extérieures.	6

Femmes.

Classe	I.	— Métiers manuels (ferblantières, plumassières, bijoutières, brunisseuses, fleuristes, teinturières, etc.	8
	II.	— Domestiques, femmes de ménage.	16
—	III.	— Infirmières	4
—	IV.	— Employées de magasins	8
	V.	— Blanchisseuses, lingères.	8
—	VI.	— Couturières (*midinettes*), etc.	12
—	VII.	— Foraines, marchandes des quatre-saisons.	3
	VIII.	— Ménagères travaillant chez elles.	8

Dans ces diverses professions, tous les âges sont représentés, depuis la puberté jusqu'aux confins de la vieillesse. Cet élément importe beaucoup puisqu'il peut être la cause de la multiplication des rations alimentaires; puisque, du fait de l'âge, à la ration de développement viennent s'ajouter la ration d'entretien et la ration de travail; puisque à ces trois rations peuvent encore, pour les femmes, s'ajouter des rations de grossesse, d'allaitement.

Pour préciser le quantum de ces rations et pouvoir apprécier la place qu'elles tiennent dans le compte général des dépenses, il nous a paru indispensable d'envisager avec le plus de précision possible le côté économique de notre interrogatoire.

Nous reproduisons deux de ces interrogatoires, l'un concernant une femme, l'autre un homme; ils sont parmi les plus typiques que nous ayons recueillis. Pour minutieuses et délicates qu'apparaîtront les questions posées, on conviendra qu'elles ne pouvaient être ni trop précises ni trop détaillées, si l'on voulait, par leur étude analytique, surprendre sur le vif, *in acre parisiensi*, les défauts de l'alimentation populaire.

INTERROGATOIRES RELATIFS A L'ALIMENTATION.

1° **Femme**.

Nom : Louise C...., célibataire.

Age : 16 ans 1 2.

Profession : Plumassière (dans un grand atelier).

État de santé : Bacillose au début.

A quelle heure vous levez-vous? A 6 heures.

A quelle heure commencez-vous votre travail? A 8 heures du matin.

Mangez-vous le matin avant votre travail? Très rarement.

Que mangez-vous? Du café avec du pain.

Que buvez-vous? Rien.

A quelle heure prenez-vous votre deuxième repas? A midi.

Buvez-vous un apéritif avant ce repas? Non.

Où prenez-vous ce repas? Chez le marchand de vins.

Que mangez-vous à ce repas? Peu de chose : un peu de viande rôtie, des pommes de terre en purée ou des confitures, du pain, des crudités.

Que buvez-vous? Un quart de setier environ de vin rouge.

Que dépensez-vous en moyenne pour ce repas? 0 fr. 60 environ.

Prenez-vous des spiritueux après ce repas? Non, et jamais de café.

Mangez-vous au milieu de la journée, et quoi? Non, jamais.

Buvez-vous au milieu de la journée, et quoi? Quelquefois un verre d'eau (non filtrée) à l'atelier.

A quelle heure mangez-vous votre souper, et où? Je finis mon travail à 7 heures, et mange à 8 heures chez ma mère.

Prenez-vous un apéritif avant? Non.

Que mangez-vous à ce repas? Un peu de potage, quelquefois un peu de viande rôtie (bifteck) et du pain.

Que buvez-vous à ce repas? Un quart de setier de vin rouge.

Que dépensez-vous en moyenne pour ce repas? 0 fr. 30 environ 0 fr. 60 en tout
       pour le souper avec ma mère.
Buvez-vous des spiritueux après le souper? Non.
Buvez-vous encore avant de vous coucher? Non.
A quelle heure vous couchez-vous? A 9 heures, mais je veillais souvent.
Buvez-vous pendant la nuit? Je dors bien et ne bois pas.

Renseignements particuliers.

Aliments solides :

Aimez-vous le pain? Oui.
       —   *les légumes?* Pas beaucoup et pas les secs.
       —   *les pâtes alimentaires?* Oui.
       —   *la viande?* Pas beaucoup.
       —   *les soupes?* Pas beaucoup.
       —   *la pâtisserie?* Pas beaucoup.
       —   *le sucre?* Non.
       —   *les crudités?* Oui. J'aime les crudités, cornichons au vinaigre, etc...

Aliments liquides et spiritueux :

Aimez-vous l'eau? Oui.
       —   *le vin?* Non.
       —   *la bière?* Non.
Combien en buvez-vous en moyenne? Un demi-setier de vin rouge.
Aimez-vous le café? Non.
       —   *les liqueurs et spiritueux?* Non.
       —   *les apéritifs?* Non.

Dépenses et Gains.

Que dépensez-vous en moyenne, par jour, pour les frais de nourriture? 0 fr. 80.
Que dépensez-vous en moyenne, par jour, pour les extras? Rien.
Avez-vous un mari? Non.
Avez-vous des enfants? Non.
Que dépensez-vous pour leur nourriture journalière, en moyenne? (J'entretiens en
       partie ma mère.)
Que gagnez-vous par semaine, en moyenne? 10 fr. 50 par semaine à l'atelier, et
       2 francs de travail chez moi.
Que dépensez-vous par mois ou par an, pour votre logement? J'habite à Saint-
       Ouen : je paie 90 francs par an pour une chambre que j'occupe avec
       ma mère. (La mère travaille d'une façon très irrégulière.)

Pourcentage des frais de nourriture solide (vis-à-vis du salaire) . .   37.1
Pourcentage des frais de nourriture liquide 8.6
                                            ————
       Pourcentage des dépenses alimentaires totales. . . .   45.7 %

2° **Homme.**

Nom : 6... (Henri).

Âge : 32 ans.

Profession : Garçon de chantier (chaux et ciments), à Puteaux.

État de santé : Bacillaire et alcoolique.

À quelle heure vous levez-vous? À 5 heures (je couche dans l'écurie).

À quelle heure commencez-vous votre travail? À 5 heures, 5 h. 1 2.

Mangez-vous le matin avant votre travail? Non.

Que mangez-vous? Rien.

Que buvez-vous? Un café sans sucre.

À quelle heure prenez-vous votre deuxième repas? À 8 h. du matin, une soupe
    avec un verre de vin rouge. De 11 heures à midi, déjeuner.

Buvez-vous un apéritif avant ce repas? Oui, généralement de l'absinthe ou du
    vin.

Où prenez-vous ce repas? Chez le marchand de vins.

Que mangez-vous à ce repas? Un plat de viande avec légumes secs ou pommes
    de terre et du pain.

Que buvez-vous? Une chopine de vin rouge.

Que dépensez-vous en moyenne pour ce repas? 1 fr. 25 environ.

Prenez-vous des spiritueux après ce repas ?

Mangez-vous au milieu de la journée, et quoi? À 3 heures un peu de pain et de
    légumes.

Buvez-vous au milieu de la journée, et quoi? Une chopine de vin rouge, et un
    demi-setier de vin blanc à 2 heures.

À quelle heure mangez-vous votre souper, et où? Je finis mon travail à 6 h. 1 2,
    et je dîne chez le marchand de vins.

Prenez-vous un apéritif avant? Oui, à 5 heures, généralement de l'absinthe.

Que mangez-vous à ce repas? Soupe maigre, viande, légumes, pain.

Que buvez-vous à ce repas? Une chopine de vin rouge.

Que dépensez-vous en moyenne pour ce repas? 1 fr. 25.

Buvez-vous des spiritueux après le souper? Généralement pas.

Buvez-vous encore avant de vous coucher? Oui, un ou plusieurs verres de vin.

À quelle heure vous couchez-vous? À 8 h. 1/2, quelquefois à 10 heures.

Buvez-vous pendant la nuit? De l'eau souvent, en me réveillant (un ou deux
    verres).

Renseignements particuliers.

Aliments solides :

Aimez-vous le pain? Beaucoup.
    —   *les légumes?* Oui, tous sans distinction.
    —   *la viande?* Oui.
    —   *les soupes?* Oui.
    —   *la pâtisserie?* Non.
    —   *le sucre?* Non. Je ne sucre pas mon café.

ALIMENTS LIQUIDES ET SPIRITUEUX :

Aimez-vous l'eau? Oui, mais je n'en bois que la nuit.
  —   *le vin?* Oui, surtout le rouge.
  —   *la bière?* Oui; en été, j'en bois jusqu'à quatre bouteilles dans
          l'après-midi.
Combien buvez-vous en moyenne? Trois litres de vin par jour.
Aimez-vous le café? Non.
  —   *les liqueurs et les spiritueux?* Non.
  —   *les apéritifs?* Oui, l'absinthe (j'en prends habituellement deux par
          jour).

Dépenses et gains.

Que dépensez-vous, en moyenne, par jour, pour frais de nourriture? 2 fr. 50.
Que dépensez-vous, en moyenne, par jour pour les extras? Environ 2 francs.
Avez-vous une femme? Non.
Avez-vous des enfants? Non.
Que dépensez-vous pour leur nourriture journalière en moyenne?
Fumez-vous? 0 fr. 10 de tabac par jour, en moyenne.
Que gagnez-vous par semaine, en moyenne? 0 fr. 45 de l'heure; je travaille
  11 h. en moyenne, et gagne de 5 à 6 francs par jour.

Pourcentage des frais de nourriture solide 27.2
Pourcentage des frais de nourriture liquide 47.8
                                                                     ————
  Pourcentage des dépenses alimentaires totales. . . . .   75.0 °₀

IV. — Résultats généraux. Economie sociale et Statistique.

Les renseignements obtenus de nos clients : sur leur salaire
total, sur la dépense journalière totale et moyenne de nourriture, enfin sur la dépense particulière qu'occasionnent les boissons et les extras alcooliques, permettent d'établir diverses
moyennes intéressantes. On peut évaluer, grâce à ces moyennes,
les charges pécuniaires imposée à l'ouvrier et à l'employé parisiens, par les besoins de leur alimentation quotidienne.

Ces moyennes fixent les points suivants :

1° Dépense d'un ouvrier, d'une ouvrière ou d'un ménage,
pour leur nourriture; importance de cette dépense vis-à-vis du
budget total des recettes :

2° Fractions moyennes attribuables dans cette dépense totale : d'une part aux aliments substantiels, d'autre part aux boissons alcooliques ;

3° Fraction du budget applicable aux dépenses de logement.

Les tableaux de la page 24 résument toutes ces données.

Il ressort de l'examen de ces chiffres une série de faits importants :

La dépense totale de nourriture pour les employés et ouvriers de Paris par nous interrogés, est très élevée, puisqu'en moyenne, n'atteignant pas moins de la moitié des salaires, elle la dépasse souvent.

La proportion reste la même sensiblement pour les hommes et les femmes, mais comme le salaire de celles-ci est moindre, leur dépense absolue en nourriture est moindre aussi.

La dépense de loyer tient dans le budget des classes laborieuses une place beaucoup plus faible que la dépense de nourriture : elle représente seulement une petite partie des dépenses totales.

Pour les femmes cependant, le logement, coûtant à peu près le même prix avec un salaire moindre, constitue une fraction plus notable de la dépense totale, quoique toujours cette fraction soit fort inférieure à celle de la nourriture.

Il existe, entre la façon de s'alimenter des hommes et des femmes, une différence profonde, qui tient aux habitudes et aux goûts particuliers des deux sexes, et qui tient aussi aux conditions économiques inégales de leur travail, car hommes et femmes, pris dans l'ensemble, ont à peu de choses près les mêmes besoins alimentaires. C'est un premier point que font ressortir les moyennes de l'enquête.

Les hommes consacrent 1 fr. 14 à leur alimentation substantielle journalière (exclusion faite des boissons), alors que les femmes y emploient 0 fr. 92; la différence est peu considérable, à peine 1 6. Nous trouvons, au contraire, un écart considérable dans les dépenses en boissons alcooliques chez les deux sexes. Les femmes y mettent en moyenne 0 fr. 24, tandis que les hommes y consacrent, en moyenne, la somme relativement énorme de 1 fr. 24; de telle sorte que, solides et liquides réunis, les hommes dépensent juste le double pour leur nourriture, soit 2 fr. 38 contre

1 fr. 22 dépensé par les femmes. La morale de ce fait, au point de vue économique, c'est que les femmes, quoique sobres habituellement, et quoique s'abstenant d'extras, sont aussi écrasées que les travailleurs par la dépense de nourriture. Leur salaire moyen est, en effet, inférieur de moitié à celui des hommes.

Au point de vue diététique, qui intéresse spécialement le médecin, ces résultats ne sont pas moins défectueux. Les hommes, dépensant beaucoup trop pour la boisson, ne peuvent consacrer assez à leur nourriture substantielle, qui n'est rationnelle, ni sous le rapport de la qualité ni sous le rapport de la quantité; tout en faisant une grosse dépense globale, ils n'arrivent à se nourrir ni substantiellement, ni sainement.

Quant aux femmes, l'infériorité même de leur salaire produit ce fait regrettable que, bien que s'abstenant le plus souvent de tout superflu de boissons, elles ne peuvent consacrer assez d'argent à leur nourriture solide pour en tirer une alimentation suffisante.

La conclusion précédente, à savoir que l'alimentation prise par les travailleurs hommes et femmes était insuffisante en qualité comme en quantité, repose, au point de vue économique, sur la constatation que nous avons faite directement. D'après les prix moyens à Paris, en 1905, des denrées alimentaires au détail (voir nos tableaux), on trouve que, pour réaliser l'alimentation solide suffisante d'un ouvrier fournissant un travail moyen, il faudrait arriver à une dépense de 2 francs au moins; la nourriture étant prise, moitié à la maison, et moitié au restaurant, cette condition augmentant d'une façon sensible le prix des repas.

Or, hommes et femmes, ne dépensant que 1 franc en moyenne pour leur alimentation substantielle, la somme est matériellement insuffisante. Nous parlons ici, bien entendu, d'une nourriture usuelle, conforme aux goûts du plus grand nombre, telle qu'on la trouve chez le marchand de vins-restaurateur où la plupart des travailleurs prennent habituellement un, au moins, de leurs repas.

Dans les conditions économiques et sociales actuelles, les remèdes à ces défauts ne manquent cependant pas.

Pour les hommes qui souffrent plutôt d'une insuffisance quantitative d'aliments substantiels, parce qu'ils donnent trop aux boissons, le remède consistera dans la suppression radicale de consommation des apéritifs et la restriction de consommation du vin. En supprimant les boissons alcooliques autres que le vin et la bière, comme en se restreignant sur le vin, les ouvriers trouveraient dans la disponibilité d'argent la possibilité d'un virement applicable à leur nourriture substantielle.

Chez les femmes, le mal par défaut pourrait être atténué en supprimant l'irrationnalité et parfois même la bizarrerie de leur alimentation. Comme on le verra plus loin, les salades indigestes, les crudités non alibiles et coûteuses forment trop souvent le fond et non l'accessoire des repas féminins. On ne saurait trop recommander aux ouvrières d'avoir une alimentation tout autre; leurs préférences pour les salades et pour les crudités sont au détriment de leur santé et de leur pécule, car ces mets nourrissent peu et coûtent relativement fort cher.

CHAPITRE III

RÉSULTATS DE L'ENQUÊTE
AU POINT DE VUE DES PRÉFÉRENCES ALIMENTAIRES

De notre enquête, nous avons pu tirer toute une série d'enseignements concernant le goût populaire en matière d'aliments.

De ce fait, nous avons pu déterminer, non seulement la nature des aliments le plus généralement consommés, mais encore la part proportionnelle qui échoit dans l'alimentation ouvrière aux plus importants des matériaux nutritifs absorbés, comme le pain, la viande, les légumes secs, la pâtisserie, etc. Les tableaux ci-annexés donnent les résultats fournis par l'interrogatoire des hommes et des femmes.

PRÉFÉRENCES ALIMENTAIRES

1° Hommes.

Pain	80,0 °/₀ aiment cet aliment.		
Légumes frais	73,3	—	—
— secs	40.0	—	...
Pâtes	61,1	—	—
Viande	68,8	—	—
Soupe	75,5	—	—
Pâtisserie	17,7	—	...
Sucre	24,4	—	—
Eau	31,1 °/₀ aiment ce liquide.		
Vin rouge	86,6	—	—
— blanc	28,5	—	—
Bière	48,8	—	—
Lait	66,6	—	—
Café	75,5	—	—
Liqueurs	60,0	—	—
Apéritifs	71,4	—	—

2° Femmes.

```
Pain . . . . . . . . . . . . . . .  69,5 °/₀ aiment cet aliment.
Légumes frais . . . . . . . . . . .  91,5        —
   —      secs . . . . . . . . . .  37,2        —           —
Pâtes . . . . . . . . . . . . . . .  61,7                    —
Viande . . . . . . . . . . . . . .  52,5        —
Soupe . . . . . . . . . . . . . . .  61,1        —           —
Pâtisserie . . . . . . . . . . . .  30,5
Sucre . . . . . . . . . . . . . . .  20,3        —           —
Eau . . . . . . . . . . . . . . . .  55,9 °/₀ aiment ce liquide.
Vin rouge . . . . . . . . . . . . .  50,8                    —
   — blanc . . . . . . . . . . . .  10,1        —           —
Bière . . . . . . . . . . . . . . .  55,9        —           —
Lait . . . . . . . . . . . . . . .  61,5        —           —
Café . . . . . . . . . . . . . . .  61,6        —           —
Liqueurs . . . . . . . . . . . . .  23,7        —           —
Apéritifs . . . . . . . . . . . . .   7,1        —
```

En traduisant dans nos interrogatoires les préférences ou les aversions alimentaires de chaque sujet par un « oui » ou par un « non », nous n'avons fait qu'adopter le mode pratique d'ordinaire usité en matière de recensement. En réalité, aversion ne signifie pas toujours abstention, car beaucoup de gens, par force d'habitude, consomment de la viande sans l'aimer, et il en est ainsi de bien d'autres denrées.

I. Heures, espacement et nombre des repas. — Si tous nos clients interrogés prennent un repas important à midi, bien peu font le soir un souper substantiel. Parmi les femmes, quelques-unes s'en abstiennent presque complètement, ou ne mangent rien de chaud le soir. C'est là une habitude fort défectueuse, qui leur est quelquefois imposée par les conditions mêmes de leur travail rentrées tardives, fatigue, veillées du soir dans les grands ateliers de couture, etc.).

Les petits repas intermédiaires (casse-croûtes, goûters, etc.) sont plus irréguliers encore; ils dépendent surtout de la nature de la profession de chacun. Dans les métiers fatigants de l'homme, ces habitudes sont assez répandues, et nous n'avons qu'à confirmer et à généraliser l'usage de ces repas supplémentaires réparateurs, qui obligent à une *pause* nécessaire de quelques minutes.

Chez les femmes, il en va rarement ainsi: il serait bon de leur donner cette habitude que commencent à prendre quelques ateliers parisiens où les ouvrières ont droit à un repos et à une légère collation dans l'après-midi.

La question la plus importante est, à coup sûr, celle des repas du matin. Une proportion considérable des enquêtés masculins, 53,4 %, ne prend aucun repas substantiel le matin avant de commencer le travail ou de s'y rendre.

Chez les femmes, la proportion se montre encore élevée, quoique un peu inférieure, puisqu'elle est de 42,7 %.

Cette coutume est extrêmement défectueuse ; rien de plus irrationnel que de demander au moteur humain un effort même léger, et *a fortiori* considérable, sans lui avoir, au préalable, fourni un combustible énergétique lui permettant de travailler et de réparer ses pertes. L'ingestion des aliments nervins, comme le chocolat, le thé ou le café, tout indiqués pour le repas du matin, donne par surcroît un coup de fouet à l'organisme en le tonifiant, et en « régularisant » le jeu du moteur. Il est absolument nécessaire de persuader au travailleur, que la première chose à faire en se levant, avant tout travail et tout effort, est de manger.

II. Consommation du pain. — Cet aliment par excellence, le plus économique et le plus nourrissant de tous, est généralement apprécié. Chez les hommes, dont la façon de s'alimenter est dans l'ensemble plus rationnelle que celle des femmes, l'usage du pain est général: presque tous en consomment, et 80 % en mangent beaucoup.

Chez les femmes, 69,5 % seulement mangent du pain en quantité appréciable ; c'est de leur côté, qu'il y a un effort à faire pour que le pain prenne dans leur alimentation la place qu'il mérite.

III. Légumes frais. — La proportion précédente est renversée vis-à-vis des légumes frais; les femmes les aiment et en mangent fréquemment, et cela même constitue l'un des défauts de l'alimentation féminine. Les légumes frais étant fort coûteux à Paris, leur large consommation fait un trou dans le budget modeste de l'ouvrière en l'empêchant d'acheter des aliments plus réconfortants[1].

IV. Légumes secs. — Les légumes secs sont à peu près aussi dédaignés et délaissés par un sexe que par l'autre ; 60 à 65 % des travailleurs ne consomment que fort peu de haricots, de lentilles ou de pois. Il faut apprendre aux ouvriers et aux employés à faire cesser pareil ostracisme portant sur des aliments qui, non seulement sont des réservoirs considérables d'énergie et de calorique, mais offrent encore l'avantage d'être aussi sains que peu coûteux ; ils sont, pour la classe modeste, les meilleurs succédanés de la viande, qu'ils peuvent suppléer avec avantages.

V. Pâtes alimentaires. — L'usage des pâtes, nouilles, macaronis, semoules, et du riz, etc., est peu répandu. Pourtant il suffirait d'un petit effort pour que les ouvriers comme les ouvrières en consomment davantage ; 39 % seulement des sujets interrogés ont une quasi répulsion pour ces aliments.

Vu la grande valeur nutritive et le bon marché relatif des pâtes alimentaires, on doit s'efforcer de généraliser leur consommation ; leur diffusion commerciale auprès de la petite clientèle laisse à désirer. Pour qu'elles figurent fréquemment sur les menus du travailleur, il faut que celui-ci puisse se les procurer fraîches et de bonne qualité ; et c'est là ce qui n'existe guère encore en France, même à Paris.

VI. Viandes de tous genres et principalement de boucherie. — La viande est encore considérée par certains économistes et hygiénistes comme l'aliment-type, l'aliment idéal dont la consommation sert, comme on le sait, d'étiage au bien-être de telle ou telle classe d'ouvriers et de travailleurs. Cette opinion semble reposer tout au moins sur la consommation qu'en réclament les appétits du plus grand nombre.

1. L'une de nos enquêtées, jeune fille de seize ans, sur un budget alimentaire quotidien de 0 fr. 89, employait une partie de sa dépense en achats de cornichons.

Chez les ouvriers masculins le goût pour la viande est assez prononcé : 68,8 % des enquêtés la consomment habituellement avec plaisir, et presque tous ceux qui auraient moins d'appétence pour cette denrée en mangent cependant, tant est fort le *préjugé du boucher*. Le plus clair des ressources de tout ouvrier passe à acheter de la viande, au détriment d'autres denrées qui, pour certains corps d'état, seraient plus alibiles et plus profitables, étant mieux adaptées à la qualité du travail à fournir. Sur les 1 fr. 25 employés en moyenne par le travailleur à l'achat de sa nourriture, une somme de 0 fr. 75, soit 60 % au bas mot, sert à l'achat de viande !

La proportion d'énergie apportée par cette denrée justifie-t-elle toujours cette dépense ? Avec 0 fr. 75 on se procure (consommée mi-partie chez soi, mi-partie au restaurant) environ 200 grammes de viande, contenant 30 grammes d'albumine ; ce poids correspond à 108 calories environ pour l'organisme, soit à peine 3,8 % de la ration calorifique totale de l'ouvrier occupé à un travail modéré. C'est là un résultat bien disproportionné au sacrifice énorme d'argent que le travailleur s'impose pour acheter de la viande tous les jours. Ce qui prouve, du reste, que la viande, en grande quantité, n'est pas indispensable pour donner des forces aux ouvriers, c'est, qu'à la campagne, ceux-ci en mangent peu, et la remplacent avec avantages, au point de vue vigueur et santé, par un supplément de pain et de légumes.

Chez les femmes le goût de la viande est moins marqué et moins général : 52,3 % seulement de nos enquêtées aiment la viande. Très peu cependant croient pouvoir s'abstenir d'en consommer ; la plupart dépensent à son achat le plus clair de leurs ressources, fait d'autant plus regrettable : que, d'une part, la viande n'est pas indispensable ; que, d'autre part, les conditions économiques du travail des femmes accroissent les difficultés de leur subsistance.

VII. Soupes et potages. — Les soupes sont des aliments peu coûteux, et déjà recommandables par la sensation de chaleur et de bien-être qu'ils communiquent rapidement à l'organisme.

Lorsqu'elles sont faites de légumes ou légumineuses et de pain, elles deviennent de précieux facteurs d'énergie sous une forme très digestive et assimilable; elles méritent de continuer à être journellement consommées par l'ouvrier.

Plus des 3/4 des hommes prennent régulièrement de la soupe; chez les femmes la proportion n'est pas aussi élevée, un peu moins de 2/3. On devra donc s'efforcer de généraliser auprès de ces dernières l'usage quotidien des soupes. Il n'y a aucun inconvénient, sauf celui d'augmenter la dépense, à substituer les potages gras aux soupes maigres; copieusement additionnés de pâtes, semoules, tapiocas, vermicelles, etc., les potages gras ont une sérieuse valeur nutritive, surtout s'ils sont faits avec du bouillon fraîchement préparé; mais contrairement à l'opinion commune, l'augmentation de valeur nutritive n'est pas en rapport avec l'augmentation du prix.

Les soupes de toute sorte, par l'eau qui en est la base, servent encore à assurer pour une part la ration journalière de liquide.

VIII. Pâtisserie, gâteaux, entremets sucrés, etc. — Au sujet de ces aliments, on rencontre chez les travailleurs, hommes et femmes, un regrettable manquement d'appétence qui tient peut-être à un défaut d'habitude. Tous ou presque tous (17.7 % des hommes, et 30,5 % des femmes seulement, ne partagent pas cet avis) dédaignent les denrées dénommées gâteaux, biscuits, pâtisseries de ménage, entremets, etc. Ils les croient privés de valeur nutritive et, comme tels, ils les jugent des *futilités* inutiles, bonnes tout au plus pour les gens riches. Ils n'apprécient pas davantage le goût de ces produits pour lesquels ils ne marquent aucun désir. Il y a là encore, dans cette manière de voir et de faire des ouvriers, une véritable erreur qu'il est urgent de corriger et contre laquelle l'enseignement ménager devra s'efforcer de réagir.

Les gâteaux, les biscuits, les entremets, par le sucre, la farine, les œufs, le beurre ou la graisse qu'ils contiennent en abondance, ont une valeur alimentaire considérable et insoupçonnée de la plupart des gens. Les biscuits du plus modeste des boulangers-pâtissiers, coûtant 1 fr. 60 environ le kilogramme, ne

HOMMES

N° d'ordre de l'ouvrier enquêté	PROFESSION	SALAIRE	DÉPENSES pour le logement	DÉPENSES pour la nourriture et la boisson	Répartition des dépenses en comestibles — nourriture solide	Répartition des dépenses en comestibles — boissons alcooliques	Pourcentage des diverses dépenses alimentaires vis à vis du Salaire — dépenses nourriture solide	Pourcentage — boissons alcooliques	Total	Pourcentage des dépenses affectées au logement
1	Chauffeur	6		2,40	1	1,40	17	23	40	
2	Bourrelier	4		2,50	1	1,30	25	37,5	62,5	
3	Chapellier	5		2,50	1	1,50	20	30	50	
4	Mécanicien	7		2,50	1,25	1,25	18	18	36	
5	Maréchal-ferrant	5,75		4,65	1,75	2,90	30	50,5	80,6	
6	Maroquinier	5,10		3	1,75	1,25	34,8	24,5	58,8	
7	Garçon de chambre	5,50		4,50	1,50	3	27,8	47,8	75	
8	Charron	3	0,164	1,50	1,10	0,40	36,6	13,3	49,9	5,4
9	Chapellier	5,25		3,35	1,80	1,55	29,8	34,2	63,8	
10	Serrurier	6		2,25	0,75	0,50	29,1	8,4	34,5	
11	Culottier	5		2,[illisible]	1,85	0,40	37	8	45	
12	Cordonnier	2,60		2	1,50	0,50	60	20	80	
13	Journalier	3		1,60	1	0,60	33,3	20	53,3	
14	Journalier	4		2,15	1,40	0,75	35	17,5	52,5	
15	Cantonnier	3,50	0,24	2	1	1	28,55	28,55	57,1	6,8
16	Cantonnier	5,50	0,63	1,50	0,85	0,65	13,6	11,6	27,8	12,4
17	Déménageur (terr.)	7		4,85	2	2,85	28,1	32,1	60,2	
18	Sommelier	5	0,35	2,85	1,50	1,35	30	27	57	7
19	Sommelier	7	0,82	3,30	1,80	1,50	25,7	21,1	46,8	11,7
20	Boucher	2,15				0,50		23,3	23,3	
21	Cuisinier	2,35	0,79			0,60		25,9	25,9	17,8
22	Cuisinier	3,30				1,20		36,6	36,6	
23	Cuisinier	3,50				1,10			31,4	
24	Gardien de la p.	5		3	2	1	40	20	60	
25	Concierge	3		2	1,50	0,50	50	16,6	66,6	
26	Blanchisseur	2				0,40		20	20	
27	Conducteur (omnibus)	6,50		1,75	0,75	1	11,4	15,6	26,9	
28	Cocher	6		3	1,20	1,80	20	30	50	
29	Conducteur (omnibus)	6		4	2	2	33,3	33,3	66,6	
30	Cocher	5	0,76	2,50	1,30	1,20	26	24	50	15,2
31	Garçon de lingerie	3,60		2,40	1	1,40	25,7	38,8	66,6	
32	Apprenti photographe			1,25	1	0,25				
33	Employé de commerce	6		3	1,10	1,90	18,3	31,7	50	
34	Employé de commerce	10	1,15	3,10	2	1,10	20	11	31	10,5
35	Caissier grand mag.	5	1,09	1,75	1	0,75	20	15	35	21,8
36	Employé de commerce	5		2,75	1,50	0,50	30	10	40	
37	Comptable grand mag.	6,75		2	1,50	0,50	22,2	7,4	29,6	
38	Employé grand mag.	12,50		3,20	2,40	0,80	19,8	6,4	25,6	
39	Marchand porteur	2,50		1,15	0,75	0,40	30	16	46	
40	Métreur en maçonnerie	1,63		1,50	1,05	0,45	63,6	27,8	90,9	
41	Garçon de laboratoire	5		2,25	1,50	0,75	30	15	45	
42	Livreur blanchisserie	4,30		2,50	0,85	1,65	18,8	38,3	57,1	
43	Placier en vins	6,60	1,21	2,50	1,50	1	22,8	15,1	37,9	28,9
44	Livreur en épicerie	7	0,38	2,25	1,25	1	17,9	14,2	32,1	4,6
45	Placier en vins	3,50		2,75	1,25	1,50	35,3	43	78,3	

MOYENNES

4f87 · 0f74 · 2f38 · 1f14 · 1f24 · 23,5 p.100 · 25,6 p.100 · 48,8 p.100 · 12,9 p.100

FEMMES

N° d'ordre (ouvrière enquêtée)	Profession	Salaire	Dépenses — pour le logement	Dépenses — nourriture et boisson	Répartition en comestibles — aliments	Répartition en comestibles — boissons	% dép. alim. / salaire — aliments	% — boissons	Total	% dépenses affectées au logement
1	Repriseuse en tap.r	3	0.92	1	0.85	0.15	28.80 100e	5.20 100e	33.30 100e	9.10 100e
2	Fleuriste artificielle	2		0.90	0.75	0.40	30	6	36	
3	Brodeuse tailleuse			0.75	0.70	0.05	28	8	30	
4	Échaudière	1	0.38	0.85	0.85	0.40	46	10	56	8.2
5	Festonnière	1.10		0.75	0.70	0.05	48.7	3.3	51.4	
6	Plumassière	1.75	0.87	0.80	0.65	0.15	37.1	8.6	45.7	15.4
7	Brocheuse	1.90		1.30	0.90	0.40	47.3	21	68.3	
8	Exploiteuse en soie	1.65		1.40	1.20	0.20	72.7	12	84.8	
9	Ouvrière en soie	1.75		1	0.75	0.25	42.8	14.3	57.1	
10	Teinturière	1.60		0.75	0.55	0.20	34.3	12.5	46.8	
11	Bonne à tout faire	0.40								
12	Bonne à tout faire	1.35		0.50	0.40	0.10	29.6	7.4	37	
13	Femme de chambre	1.35								
14	Femme de ménage	5.25	0.88	1	0.70	0.30	13.3	5.7	19	14.4
15	Cuisinière	1.50	0.53							18
16	Journalière	1.50	0.43	0.90	0.85	0.05	56.6	3.4	60	29
17	Journalière	2	0.43	1.50	1	0.50	50	25	75	
18	Femme de chambre	1.35								
19	Raffineuse	2.15		1	0.75	0.25	34.8	11.7	46.5	
20	Concierge	4.75		0.90	0.80	0.10	17	2	19	
21	Femme de ménage	2		1.25	0.85	0.40	42.5	20	62.5	
22	Domestique	1								
23	Domestique	0.80								
24	Apprentie couturière			0.75	0.70	0.05				
25	Couturière	1.50		0.85	0.75	0.10	50	6.6	56.6	
26	Ouvrière	3.50	0.63	1.50	0.80	0.70	22.85	20	42.85	18.5
27	Infirmière	1.30								
28	Infirmière	1.10								
29	Infirmière	1.60								
30	Infirmière	1								
31	Employée	2.75		1.25	1	0.25	36.1	9	45.4	
32	Vendeuse pâtissière	1.50								
33	Vendeuse en ...	5		1	0.85	0.15	17	3	20	
34	Comptable	1								
35	Lingère	2.30	0.63	1.10	0.90	0.20	33.3	7.3	40.7	23
36	Lingère	2.30	0.63	1.10	0.90	0.20	33.3	7.4	40.7	23
37	Lingère	2.85	0.65							27.6
38	Repasseuse	3.25	0.40	1.85	1.50	0.85	40	9	49	10.6
39	Lingère	2.15	0.40	1.85	1	0.85	36.6	9	45.6	14.5
40	Blanchisseuse	2.55		1.50	1.25	0.85	49	2.8	51.8	
41	Blanchisseuse	1.50	0.38	0.75	0.55	0.20	36.66	13.33	50	21.3
42	Blanchisseuses	3		1.50	1	0.50	33.33	16.66	50	1
43	Foraine	2.75	0.38	1.85	0.75	0.50	27.36	18	45.45	11.6
44	Marchande	1.75	0.27	0.65	0.50	0.15	28	8.6	37.1	15.6
45	Marchande de vin									
46	Femme de journée	1.75	0.54	1	0.90	0.10	51.4	6.1	57.5	31.4
47	Femme de ménage		0.68	0.80	0.70	0.10				
48	Sans profession		0.70	1	0.60	0.40				
49	Sans profession			0.80	0.65	0.15				
50	Couturière	2.85		1.50	1	0.50	35.3	17.8	52.6	
51	Couturière	2.60		1.80	1.30	0.50	50	19	69	
52	Culottière	2.20	0.70	1.15	0.85	0.30	38.6	13.9	52.5	31.8
53	Couturière	2.50	0.43	1.20	1	0.20	40	8	48	17.2
54	Couturière	3		1	0.70	0.30	23.33	10	33.33	
55	Mécanicienne	1.30	0.85	0.50	0.40	0.10				17.6
56	Mécanicienne	2.50	0.54	0.75	0.70	0.05	2	28	30	6.5
57	Modiste	5		2.50	2	0.50	40	10	50	
58	Couturière	1.80		1.60	1.30	0.30				
59	Couturière	3.50	0.90	2	1.60	0.40	45.11	11.89	57	25.7

GÉNÉRALES

	Salaire	logement	nourr. et boisson	aliments	boissons	% aliments	% boissons	Total	% logement
	2.50	0.50	1.22	0.92	0.24	39 app.ent	10 app.ent	49 app.ent	17.9 app.ent

En ce qui concerne les infirmières que nous avons interrogées, nous n'avons pu chiffrer le prix journalier de leurs dépenses en nourriture et en logement, puisqu'elles sont nourries et logées aux frais de l'Assistance publique.

contiennent guère moins de 72 à 75 °/₀ de matières amylacées;
10 à 11 d'albumine; 9 à 10 de graisse. Leur valeur énergétique,
d'après Atwater, n'est pas inférieure à 4.200 calories environ par
kilogramme. Disons bien haut, à titre de comparaison, afin que
cela soit bien su, que la valeur calorifique moyenne, pour 1 kilogramme d'aloyau de bonne qualité, coûtant plus de 3 francs, ne
dépasse guère 1.000 calories!

Les entremets et gâteaux ont tous aussi une grande valeur
alimentaire; de plus, ce sont des éléments de facile digestivité
qui entrent dans leur composition.

Il est urgent, sur ce point, de réformer l'alimentation populaire
parisienne. S'élever contre le préjugé de la viande[1] ruineuse;
substituer, en partie au moins, dans les menus à la viande, les
gâteaux, les biscuits, les entremets peu coûteux, sont deux faits
connexes dont la réalisation aidera fortement à équilibrer les
budgets économique et énergétique du travailleur. Il faut
apprendre à l'ouvrier que certains mets réputés chers, comme les
biscuits, par exemple, sont parmi les moins coûteux, et en même
temps parmi les plus alibiles, les plus utiles et les plus salubres.

IX. Sucre. — Ce que nous disons ci-dessus peut parfaitement s'appliquer au sucre. Pour des raisons fiscales, pour des
préjugés anciens et soigneusement entretenus, le sucre n'est pas
considéré par l'ouvrier comme un aliment, mais simplement
comme un condiment; 24,4 °/₀, soit moins de 1/4 des hommes
interrogés, aiment le goût du sucre, mais ne consomment pas
plus d'un morceau (7 grammes) ou d'un demi-morceau par jour.
Parmi ceux qui aiment le sucre, beaucoup n'en consomment pas
plus de 2 à 3 morceaux: très rares parmi nos enquêtés sont
ceux qui aiment les bonbons, les confiseries ou le chocolat.

---

1. C'est presque exclusivement pour les ouvriers de haute taille et de fort
poids, comme le sont les terrassiers, les ouvriers du fer, les forts de la
halle, etc., que la viande, en tant qu'aliment excitant, a besoin de représenter
une part plus grande dans l'alimentation. En dehors de ces catégories de travailleurs, tout le monde (aussi bien les employés sédentaires que le bourgeois
ou l'homme de cabinet) prend l'habitude de consommer de la viande au delà
des besoins nutritifs et énergétiques bien compris; et cela, au grand préjudice
de la santé. Boire beaucoup de vin, manger beaucoup de viande, sont deux
grandes erreurs répandues partout, et dans tous les milieux.

Chez les ouvrières l'abstention est presque générale, et 1/5 à peine de nos clientes de Laënnec consomment plus d'un morceau de sucre par jour! Le goût des bonbons est aussi peu répandu chez elles. Beaucoup, au surplus, partagent le préjugé profondément enraciné que le sucre fait mal aux dents, les gâte et « perd » l'estomac. Le sucre n'a aucun de ces méfaits à son actif, pourvu que sa consommation ne soit pas faite à tort et à travers, et à tout moment de la journée.

Les hautes qualités nutritives et économiques du sucre le désignent au contraire comme devant entrer dans l'alimentation populaire journalière, car, étant plus qu'un condiment, il réalise le type de la denrée alibile, saine, énergétique et économique.

Comme le professeur A. Chauveau l'a dit, le sucre, aliment énergétique par excellence, pour ainsi dire presque immédiatement utilisable par l'organisme, doit entrer à haute dose dans la ration de l'homme qui travaille de ses muscles.

Il en résulte que la consommation de sucre par travailleur et par jour ne devrait pas descendre au-dessous de 40 à 60 grammes représentant six à huit morceaux de sucre; il se substitue à l'alcool du vin avec toutes sortes d'avantages économiques et hygiéniques[1].

Dans les menus que nous proposons à l'ouvrier nous avons introduit le sucre à une dose bien moins large que nous aurions souhaité, parce que l'éducation du public a besoin, sur ce chapitre comme sur tant d'autres, d'être faite. Longtemps encore nous aurons à déplorer que le goût populaire ne s'oriente pas davantage vers le sucre, le chocolat et les « friandises ».

X. Eau. — L'eau est le seul liquide physiologique.

Toute boisson tire sa raison d'être de la proportion d'eau qu'elle contient; l'idéal est de consommer de l'eau pure.

L'alimentation populaire actuelle n'en répugne pas moins singulièrement à se conformer à cette manière de voir: 34,1 %

---

1. Nous ne saurions trop remarquer; on ne saurait trop faire savoir que 9 à 10 morceaux du sucre scié, vendu couramment, équivalent, au point de vue énergétique, à un demi-litre de bon vin naturel contenant, en moyenne, environ 35 à 40 grammes d'alcool. Ces 10 morceaux de sucre et ce demi-litre de bon vin achetés chez le même épicier représentent: pour le sucre, une dépense d'un sou; pour le demi-litre de vin, une dépense de cinq sous.

seulement des hommes consentent parfois à boire de l'eau pure ;
le plus grand nombre fait du vin sa boisson favorite. Chez les
femmes, la consommation habituelle de l'eau est plus élevée ;
55,9 % en boivent pure ou mêlée au vin ; parmi elles, quelques-
unes boivent exclusivement de l'eau. C'est donc du côté des
hommes que l'effort d'éducation doit porter ; le public ignorant
trop la part importante que prend l'eau dans la nutrition.

XI. Vin[1]. — Le goût du vin est universellement répandu.
Chez les travailleurs, à peine un dixième n'en consomment pas,
ou en prennent de très petites quantités et sans plaisir, unique-
ment par habitude. Il est extrêmement curieux de noter que
ce goût universel porte sur le vin rouge (86,6 %) ; non sur le
vin blanc dont 28,5 % seulement des enquêtés aiment le goût et
font petite consommation. L'abus du vin rouge est extraordinaire
et n'est justifié par rien, ni par son prix, ni par sa valeur
énergétique que nous offrent, sans nocivité, quantité de denrées
remplaçantes du vin. Si le vin est un aliment par l'alcool qu'il
contient, il coûte fort cher ; et, au-delà d'une consommation très
modérée, offre beaucoup plus d'inconvénients que d'avantages.
On doit tendre non à le supprimer, mais à en ramener la consommation à un minimum inoffensif. C'est là ce que nous avons
fait dans l'établissement de notre régime et de nos menus populaires.

Chez les femmes, l'abus n'existe pour ainsi dire pas. Si 50,8 %
des enquêtées boivent du vin, c'est en quantités minimes et telles
que, d'ordinaire, ces quantités rentrent dans les limites que nous
préconisons.

---

1. Nous croyons devoir faire remarquer que : par ce temps de surproduction
et de mévente des vins, d'une part ; de forts dégrèvements à Paris des boissons
hygiéniques, d'autre part ; il est singulier que l'ouvrier paie encore chez le restaurateur le vin à un taux si élevé, soit 0 fr. 15 et 0 fr. 20 le quart de litre, soit
0 fr. 60 et parfois 0 fr. 80 le litre.

Si nous déplorons la cherté persistante du vin dont ne bénéficie pas le
producteur et dont souffre le consommateur, ce n'est nullement que nous sou-
haitions voir les travailleurs prendre plus de vin que la quantité rationnelle ;
c'est que nous voudrions que l'économie réalisée par le bas prix du vin, pro-
fitât, pour l'améliorer, à leur alimentation substantielle.

XII. Bière. — La bière est une boisson-aliment parfaite; d'ordinaire peu alcoolisée, elle est vraiment nourrissante. Ce qui nous a empêché de la porter d'une façon exclusive sur les menus du travailleur, c'est qu'en France on n'a pas fait grand'chose pour la mettre à la portée des petites bourses. Du soi-disant dégrèvement des boissons hygiéniques le vin a seul profité, la bière restant une boisson beaucoup plus coûteuse que le vin. Il s'ensuit que si 48,8 % des enquêtés aiment la bière et en consomment parfois, ce n'est que comme boisson de luxe et d'agrément, comme *extra* qui vient grever leur budget alimentaire déjà si obéré. La proportion 55,9 % est également considérable des femmes qui apprécient la bière mais qui n'en consomment pas, et cela par raison d'économie. Il est intéressant cependant de noter que le jour où l'industrie et les pouvoirs publics agiront d'autre sorte vis-à-vis de la bière, les hygiénistes trouveront, pour recommander cette boisson, toutes préparées les appétences populaires.

XIII. Lait. — Le goût du lait pur est assez général : 66,6 % parmi les hommes, 61,5 % parmi les femmes aiment le lait pur et en consomment volontiers. Même le goût du lait en combinaison dans les aliments ou les boissons (café au lait, chocolat, etc.), semble presque universel. Aussi l'introduction journalière dans nos menus d'un potage au lait ou de café au lait, de chocolat, etc., ne fait-elle que consacrer un usage établi et parfaitement conforme aux règles de la Diététique.

XIV. Café. — L'usage du café est extrêmement répandu : 75,5 % des travailleurs hommes en boivent régulièrement, et 61 % des femmes font de même. Cette consommation d'un aliment nervin et tonique de premier ordre, pris sans excès, ne saurait qu'être approuvée et conseillée; elle présente, en outre, le très grand avantage de constituer un excipient pour dissoudre le sucre que nous désirons tant introduire dans le régime alimentaire de tous.

XV. Liqueurs et apéritifs. — C'est ici une incursion faite sur le terrain antialcoolique, et il faut reconnaître que les résultats de l'enquête sont déplorables, surtout pour les travailleurs hommes. Ce sont principalement les apéritifs[1] qui sont appréciés par eux ; 71,4 % des enquêtés en consomment, à des degrés divers, mais d'une façon habituelle. Chez les femmes le goût est moindre : 7,1 % de celles-ci consomment, de temps à autre, un apéritif.

Les liqueurs sont presque aussi goûtées : 60 % des hommes en usent ; et, fait inquiétant, 23,7 %, c'est-à-dire presque 1/4 des femmes, ne dédaignent pas de prendre de temps à autre leur petit verre de liqueur!

La seule ligne de conduite à suivre pour l'hygiéniste établissant des règles d'alimentation est, bien entendu, la suppression radicale des apéritifs, la suppression des liqueurs. Tout au plus, pour ces dernières, pourrait-on permettre l'usage très modéré de certaines liqueurs douces d'alcool, à condition que, très riches en sucre, elles ne contiennent qu'une très minime quantité d'essences.

1. L'abus des boissons alcooliques et surtout des apéritifs, continue malheureusement à s'étendre en dehors de Paris et des grandes villes ; c'est ainsi que le parallélisme de la tuberculose et de l'alcoolisme est noté dans maintes provinces du nord, de l'est et de l'ouest de la France.

Voir sur ce sujet, page 6, le Rapport sur « l'état de la Tuberculose dans les petites villes, bourgades et communes de France », par les Drs L. Landouzy et J. Weill-Mantou. Congrès international de la Tuberculose. Paris, octobre 1905.

CHAPITRE IV

ANALYSE DES RENSEIGNEMENTS RECUEILLIS
DANS LES DIVERS GROUPES PROFESSIONNELS ENQUÊTÉS

Nous avons exposé dans le chapitre précédent les vices généraux de l'alimentation ouvrière mis en évidence par notre enquête. Il était intéressant de chercher si la profession n'influait pas sur le mode, le quantum et la qualité de la ration alimentaire? S'il en était ainsi, les conseils et les enseignements seraient plus faciles à donner, et cela plus directement et plus particulièrement à tel ou tel groupe de travailleurs.

PREMIÈRE CATÉGORIE. — **Hommes.**

GROUPE 1 : *Professions exigeant un effort mécanique considérable* (maréchaux-ferrants, charrons, garçons de chantiers, porteurs dans une raffinerie, déménageurs, forts de la halle, etc.). — Nous trouvons en interrogeant le groupe des individus exerçant un métier très fatigant, que ce sont précisément ceux-là qui, d'ordinaire, ne mangent point le matin avant le travail. Quelquefois ils prennent un verre de vin ou d'alcool. Très irrégulièrement, après trois ou quatre heures de travail matinal, ils « cassent la croûte », c'est-à-dire prennent un peu de pain et un verre de vin rouge. S'ils dépensent relativement beaucoup pour leur nourriture (2 fr. 50 environ), la plus grosse part sert à la boisson (vin, eau-de-vie, absinthe, apéritifs); c'est qu'ils ne consomment pas sensiblement plus que les autres corps de métier d'aliments réconfortants; tous prennent du café, mais en général peu sucré.

Groupe II : *Professions exigeant un effort moyen (serrurier, maroquinier, chapelier, culottier, ouvriers en chambre, etc.).* — Cette catégorie d'ouvriers se nourrit généralement mieux. La moitié environ des individus prend un repas avant de se mettre au travail. La quantité d'aliments solides consommés reste la même. Si le total des dépenses est moins élevé, c'est que ce groupe prend moins d'alcools que le précédent.

Groupe III (mécaniciens, chauffeurs, etc.). — Ils se nourrissent sensiblement comme les précédents. La dépense totale est plus élevée, car leur profession les exposant à une déshydratation continuelle, ils boivent, au lieu d'eau pure, une forte proportion de boissons alcooliques et coûteuses pour remédier aux pertes hydriques provoquées par la sueur.

Groupe IV : *Professions manutentionnant les boissons alcooliques* (tonneliers, garçons de cave, marchands de vins). — Ceux-ci, d'ordinaire, ne mangeant pas avant de commencer le travail, se contentent de boire de l'alcool et du vin. L'abus des boissons alcooliques, à toute heure du jour, leur enlève généralement l'appétit, ce sont de petits mangeurs. La plus grosse portion de leurs dépenses alimentaires va à la boisson, aussi présentent-ils généralement l'infinie variété des tares alcooliques.

Groupe V : *Professions fatigantes exercées plutôt à la campagne* journaliers, jardiniers, etc... — Les individus de cette catégorie présentent le même défaut de ne pas manger le matin, dans la proportion de un sur deux. Ceci excepté, ils s'alimentent généralement assez bien, quoique dépensant bien moins pour leur nourriture, ce qui tient à leur sobriété relative.

Groupe VI (cuisiniers, bouchers, blanchisseurs, etc.). — Les cuisiniers, malgré les facilités que leur procure l'exercice de leur métier, s'alimentent généralement fort mal. Il est rare qu'ils mangent quelque chose de vraiment substantiel, le matin, avant de se mettre au travail. Ils s'alimentent mieux dans la journée, mais pour faire généralement un excès de nourriture carnée et de boissons.

Les blanchisseurs, d'ordinaire, ne mangent pas avant le travail du matin. Ils s'alimentent assez bien dans la journée, étant d'aucuns nourris par leurs patrons, ainsi que les garçons-bouchers qui présentent, à ce point de vue, de grandes analogies d'habitudes. Beaucoup de blanchisseurs suant facilement ont eux aussi tendance à trop boire de vin.

GROUPE VII : *Professions extérieures peu fatigantes* (cochers). — Les travailleurs de ce groupe mangent plutôt trop. Ils mangent fréquemment avant le travail. Ils dépensent en nourriture une fraction très importante de leur salaire, ce qui tient, d'une part à leurs excès constants de boisson, et d'autre part, à ce qu'ils prennent communément tous leurs repas chez le restaurateur.

GROUPE VIII : *Professions sédentaires* (employés de commerce, de bureau, etc.). — Les employés de commerce s'alimentent le matin avant de partir au travail dans la proportion de un sur deux environ ; par contre, ils mangent plutôt trop dans la journée, relativement surtout au peu de travail musculaire qu'ils ont à fournir. Ils ne font généralement pas d'excès d'alcool ou de vin ; ils ne dépensent d'une façon excessive pour leur nourriture, que lorsqu'ils la prennent au restaurant.

GROUPE IX : *Professions extérieures* (placiers et métreurs, etc.). — Les placiers et métreurs prennent généralement quelque chose de substantiel avant le travail et s'alimentent assez bien dans la journée. Ils ont une tendance à consommer du vin et de l'alcool en quantité exagérée.

DEUXIÈME CATÉGORIE. — **Femmes**.

GROUPE I : *Métiers manuels et mécaniques fatigants, souvent malsains* (reperceuses en bijouterie, ferblantières, brocheuses, ouvrières en conserves, journalières, ouvrières en teinture, etc.). — Presque toutes (plus de 80 %) s'alimentent le matin avant de commencer le travail. Il y a lieu de distinguer entre celles qui sont obligées d'apporter leur repas à l'atelier, et celles qui s'alimentent mal, tant par insuffisance de nourriture, que par nécessité de manger froid et hâtivement (*absence de réfectoires dans les usines et ateliers*). Celles qui mangent chez elles s'alimentent assez bien en qualité, mais toujours insuffisamment en quantité. Parmi les catégories de femmes étudiées, ce sont celles-ci qui, avec les domestiques, usent le plus des boissons alcooliques.

GROUPE II : *Professions manuelles modérément fatigantes* (domestiques et femmes de ménage). — C'est cette catégorie qui s'alimente le mieux et souvent même trop copieusement, cela parce qu'elles sont presque toujours nourries chez le patron et à ses frais.

Toutes, sans exception, prennent quelque chose de substantiel et de tonique avant de commencer le travail et le prennent lentement, condition essentielle pour une bonne digestion. Le régime des domestiques est relativement assez bien compris, si ce n'étaient l'excès de légumes verts, l'excès de viande et la pénurie de légumes secs (fautes communément aussi relevées dans l'alimentation bourgeoise); et si ce n'étaient encore de trop fréquents excès de boissons alcooliques.

GROUPE III : *Professions fatigantes et malsaines* (infirmières). — Les femmes de cette catégorie, nourries aux frais de l'Assistance publique de Paris, sont soumises à un régime qui pourrait être plus rationnel. Le repas du milieu du jour est bien compris, comme heure et composition, mais celui du soir, à 5 h. 1 2 est mal placé, insuffisant, relativement trop carné (soupe et bœuf sans légumes réellement alibiles); en résumé, ce régime manque de variétés et d'associations de denrées alimentaires bien calculées.

GROUPE IV : *Professions fatigantes et souvent malsaines* (employées de magasin). — Elles s'alimentent presque toutes avant le travail; mais généralement d'une façon très insuffisante pendant la journée et le soir. Cela tient, d'une part, à leur salaire peu élevé, qui ne peut leur permettre un gros budget alimentaire, et d'autre part, à la fatigue qu'elles éprouvent le soir, en sortant tard de leur magasin. Cette fatigue ajoutée à la course nécessaire pour rentrer chez elles, les fait, avant de se coucher, renoncer à se préparer un repas convenable.

Cette catégorie d'ouvrières ne fait qu'un usage extrèmement restreint des boissons alcooliques.

GROUPE V : *Professions fatigantes et en air humide* (blanchisseuses, lingères). — Ces femmes s'alimentent très irrégulièrement avant le travail, et très irrationnellement pour les repas de la journée et du soir. Elles font d'ordinaire excès de légumes verts et de crudités peu nutritives en regard du peu de viande figurant dans leur ordinaire ; elles font abstention presque complète de légumes secs, pâtes alimentaires, et n'échappent pas aux excès alcooliques.

GROUPE VI : *Professions sédentaires en air confiné* (couturières). — Les *midinettes* ne mangent que rarement avant de commencer leur travail ; elles s'alimentent dans la journée d'une façon extrêmement irrégulière et peu rationnelle, en absorbant de préférence des mets dépourvus de valeur énergétique (crudités, salades, légumes verts, cornichons, et peu de viande, etc.). Par contre, elles ne font pas d'excès de boisson. Ce groupe dépense beaucoup relativement à son salaire ; la forte dépense tient à la déplorable nécessité dans laquelle les ouvrières se trouvent le plus souvent de venir chercher ou de consommer leurs aliments tout préparés au restaurant.

GROUPE VII : *Professions extérieures* (foraines, marchandes des quatre saisons). — Ces femmes ne s'alimentent pas le matin avant le travail, et mangent généralement mal, en qualité comme en quantité. Elles ont tendance a exagérer la consommation des boissons alcooliques qu'elles prennent le plus souvent à jeun.

GROUPE VIII : *Travaillant chez elles, professions sédentaires.* — Elles ne s'alimentent pas le matin pour la plupart ; mangent assez bien dans la journée par la nécessité où elles sont de préparer des repas complets et substantiels pour toute la famille (mari et enfants) ; elles usent peu des boissons alcooliques.

CHAPITRE V

PRINCIPES PHYSIOLOGIQUES DE L'ALIMENTATION

De la connaissance exacte des phénomènes nutritifs et de la composition intime des aliments, la Physiologie, l'Hygiène et la Thérapeutique ont tiré les plus vives lumières. On a, par là, déterminé le bilan de l'alimentation de l'homme et des animaux, c'est-à-dire quelle nourriture il convenait de leur donner pour entretenir leurs forces suivant la nature des occupations et travaux, et cela, sans qu'il y ait ni un déficit amenant un affaiblissement progressif, ni un excédent d'autres aliments produisant le trouble et la maladie.

P. E.-M. Berthelot.

Rôle des aliments dans l'économie. — Pour bien comprendre de quels éléments doit rationnellement se composer l'alimentation des travailleurs, il faut, au préalable, savoir à quels besoins physiologiques satisfont les aliments.

La nourriture que nous prenons chaque jour répond à trois besoins fondamentaux, dont la satisfaction est indispensable à l'entretien de la vie :

1° *Réparer nos tissus qui subissent une usure journalière sous l'influence de la vie*. Tous nos tissus, tous nos muscles, tous nos viscères (comme le foie, les reins, les poumons, le système nerveux, etc.), sont composés essentiellement d'albumine et de graisse. Le fonctionnement des cellules vivantes des tissus entraîne leur usure (d'où la production de déchets, qui normalement devront s'éliminer par les reins, l'intestin, la sueur, etc.). Si l'alimentation n'apportait point, au jour le jour, des albumines et des graisses nouvelles pour remplacer celles qui ont été usées, le corps se détruirait peu à peu ;

2° *Produire la chaleur nécessaire au maintien de la température du corps*. Placé dans un milieu à température variable, et perdant continuellement de la chaleur par rayonnement, notre corps a besoin de maintenir sa température à 37 degrés ;

3° *Produire l'énergie nécessaire à tout travail musculaire*.

Le corps humain peut être comparé assez exactement à une machine à vapeur destinée à produire du travail. Les aliments introduits dans le tube digestif sont pour le corps ce que le charbon est pour le générateur de la machine à vapeur ; ils sont brûlés au contact de l'oyxgène apporté par le sang, et leur combustion dégage de l'énergie. La plus grande partie de celle-ci est dépensée sous forme d'énergie calorifique assurant la constance de la température du corps ; une autre partie est utilisée sous forme d'énergie mécanique servant au travail musculaire.

Les diverses modalités de l'énergie étant susceptibles de se transformer l'une dans l'autre (l'énergie produite par la combustion des aliments pouvant se manifester aussi bien sous forme d'énergie mécanique que d'énergie calorifique) : il en résulte, qu'on peut tout ramener à une commune mesure, et qu'on peut apprécier la valeur énergétique d'un aliment, par la quantité de calories que sa combustion est capable de dégager.

D'autre part, on peut également exprimer en calories la dépense d'énergie calorifique et d'énergie mécanique que l'organisme est forcé de faire dans les différentes conditions d'existence ; dès lors on est parallèlement amené à exprimer en calories la valeur du régime alimentaire nécessaire aux divers besoins de l'organisme.

Les besoins de l'organisme auxquels répond l'alimentation se répartissent de la manière suivante :

1° Une partie des aliments, relativement petite, sert à la réparation de nos tissus ;

2° La proportion la plus considérable, les 2/3 environ, sert à la dépense de chaleur. Cette dépense calorique par rayonnement est naturellement influencée : par la nature et la température du milieu extérieur ; par la nature et l'épaisseur des vêtements ; par l'étendue de la surface du corps. Or, suivant les déterminations du professeur Ch. Richet, les physiologistes admettent que la dépense totale de chaleur en vingt-quatre heures se chiffre, chez l'homme normal, par 12 ou 13 calories par décimètre carré de surface corporelle ;

3° Une autre partie des aliments sert à la production d'énergie mécanique. Celle-ci est très variable suivant le genre d'existence : faible chez les sujets qui mènent une vie sédentaire, elle devient plus considérable chez ceux qui ont une vie physique intense.

Elle est mesurée par la formule ordinaire de l'équivalence du travail, soit une calorie équivalente à 425 kilogrammètres, en se souvenant que le corps humain est un excellent transformateur d'énergie, et qu'il y a chez chacun de nous moins de déperdition que dans la plus perfectionnée des machines à vapeur.

Composition des aliments : aliments simples, aliments composés. — Nos aliments, qu'ils soient empruntés aux animaux ou aux végétaux, sont composés des mêmes *substances fondamentales* ; celles-ci sont :

1° Des *albuminoïdes*, que l'on trouve dans le règne animal (albuminoïdes de la viande, albumine du blanc d'œuf et vitelline du jaune d'œuf, caséine du lait) ; ou dans le règne végétal (légumine et albumines diverses des légumes secs, gluten des céréales et du pain) ;

2° Des *graisses*, provenant du règne animal (graisse, panne, lard des différentes viandes, graisse du jaune d'œuf, beurre du lait) ; ou du règne végétal (huiles d'olive, de noix, etc.) ;

3° Des *hydrates de carbone*, que l'on trouve dans le règne animal (lactose du lait, glycogène du foie), mais surtout dans le règne végétal (amidon des légumes, des pommes de terre, etc., et sucre des fruits).

Certaines denrées, qui entrent dans notre nourriture usuelle, contiennent à la fois ces trois espèces de substances élémentaires : tel est le lait qui contient de l'albumine, de la graisse, du sucre et qui, à ce titre, est le type de l'*aliment complet*.

La plupart des denrées ne contiennent guère que deux substances fondamentales : par exemple l'œuf qui est fait d'albumine et de graisse; le pain, les légumes secs, qui sont faits d'albumine et d'amidon : ce sont des types d'*aliments composés*.

D'autres denrées enfin ne sont, pour la presque totalité, constituées que par une seule substance élémentaire : tel le beurre, qui ne nous apporte que de la graisse; le sucre, qui est fait tout entier d'hydrate de carbone, et qui comme tel représente le type de l'*aliment simple*.

Les divers aliments, en brûlant dans l'organisme, par la fraction utilisée, dégagent des quantités de chaleur différentes.

Suivant Atwater :

1 gramme d'albumine dégage	3 calories 68
1 gramme de graisse dégage	8 — 65
1 gramme d'hydrate de carbone dégage	3 — 88

Connaissant la composition élémentaire des diverses substances qui entrent dans notre nourriture, nous en pourrons déduire leur valeur énergétique; c'est ainsi que :

1 litre de lait, composé de 36 gr. d'albumine, 36 gr. de graisse, et 45 grammes de sucre, fournit	616 calories, environ.
100 grammes de pain, contenant 7 gr. d'albumine et 53 gr. d'hydrate de carbone, fournissent	235 calories 62 environ.
Un œuf, du poids de 50 gr. environ, contenant 6 gr. d'albumine et 5 gr. de graisse, fournit	74 — — —
100 grammes de viande de bœuf, contenant 10 gr. d'albumine et 5 gr. de graisse, fournissent	116 — 85 —
100 grammes de légumes secs, contenant 23 gr. d'albumine, 2 gr. de graisse et 55 gr. d'hydrates de carbone, fournissent	315 — 34 —

Utilisation spécialisée des substances alimentaires. — Chacune des substances alimentaires fondamentales joue un rôle particulier dans la nutrition et trouve son utilisation *spéciale* :

1° Les *albumines* servent avant tout à la formation et à la réparation des tissus. Aussi la viande, les œufs, le lait, qui contiennent beaucoup d'albumine, doivent-ils entrer, pour une part importante, dans la constitution des repas des sujets en période de croissance et de ceux qui, après une maladie par exemple, ont particulièrement besoin de réparer leurs tissus.

Les albumines servent aussi de combustible, puisqu'elles dégagent de l'énergie calorifique et musculaire; mais les albumines, envisagées comme combustibles, sont les aliments les moins avantageux; les vrais combustibles fournis à l'organisme sont les graisses et les matières hydrocarbonées.

2° Les *graisses*, destinées à produire de la chaleur, sont surtout utilisées comme combustibles. Ce sont en effet les matières qui dégagent le plus de calories. Par suite, les graisses représentent l'aliment de choix pendant les saisons froides et sous les climats froids; c'est pour cela que les graisses tiennent une si grande place dans l'alimentation des habitants des pays du Nord.

3° Les *hydrates de carbone*, par suite de la facilité avec laquelle ils sont brûlés, autant que par leur absence de toxicité, sont d'excellents producteurs de chaleur et de travail.

L'énergie dépensée dans la contraction musculaire provient de la combustion du glycogène dans le muscle; l'amidon, transformé en sucre, comme le sucre lui-même, sont les vrais facteurs de l'énergie musculaire. Le sucre, aliment énergétique par excellence, doit entrer à haute dose dans la ration de l'homme qui travaille de ses muscles.

Pour se rendre compte du rôle spécial que doivent remplir les aliments usuels, aussi bien que de la préséance à donner à chacun d'eux, dans la constitution des régimes, il est nécessaire : de bien connaître la composition, la valeur nutritive, absolue et relative, de chacune des denrées alimentaires ; de savoir celles qui contiennent la plus forte proportion d'albumines, de graisses ou d'hydrates de carbone. Tous ces renseignements sont donnés par les tableaux que nous avons dressés. L'enseignement ménager aussi bien que la pratique des ménagères y trouveront les meilleures manières d'employer le budget alimentaire de la famille : économie d'argent, plus-value dans la santé et dans le travail de l'ouvrier.

Adaptation des rations aux besoins individuels. — La raison d'être de l'alimentation, avons-nous dit, est de pourvoir aux besoins nécessités par l'entretien des tissus, par la dépense de chaleur et d'énergie; ces besoins, on le conçoit, ne sauraient être identiques pour tous les individus, ni même identiques pour un indivividu envisagé dans les diverses circonstances de son âge, de son état. Régler l'alimentation consiste à tenir compte des conditions suivantes :

1° Genre de travail du sujet;

2° Stature et poids;

3° Divers états : croissance, grossesse, allaitement;

4° Milieu extérieur : climat, saison.

1° TRAVAIL. — La ration alimentaire qui produit l'énergie musculaire est dite *ration de travail*; plus un ouvrier dépense de force musculaire, plus sa ration de travail doit être considérable.

Cette adaptation du régime au genre de travail est indispensable. Sa méconnaissance mène à l'usure, à la prédisposition morbide : un homme ayant une existence sédentaire, un employé de bureau qui mange la ration d'un homme actif, d'un fort de la halle, par exemple, fait des épargnes d'aliments et incline à l'obésité; par contre, l'ouvrier dont l'alimentation est insuffisante brûle ses tissus, faiblit et maigrit.

La composition de l'alimentation doit varier suivant le genre du travail exécuté ; les travaux de force réclament surtout une nourriture hydrocarbonée dans laquelle le sucre devra tenir une place prépondérante.

2° STATURE ET POIDS. — Les aliments destinés à la réparation des tissus et à la production de chaleur animale constituent la *ration d'entretien*[1].

---

1. La perte de chaleur par rayonnement, et par conséquent, le besoin journalier le plus important près des 2/3 du total du corps humain en calories, dépend bien plus, comme l'a établi C. Richet, de la surface du corps que de son poids propre. Mais comme il est difficile de calculer exactement la surface corporelle, cette manière de faire n'est pas encore usitée dans la pratique. On tient seulement compte de ce que la surface d'un individu est en rapport avec son poids, plus encore qu'avec sa taille, et on établit la *ration d'entretien* d'après le poids. Cependant, il faut, dans la pratique, faire une légère correction, tenant, par exemple, à ce qu'un obèse a besoin d'un nombre relativement moins grand de calories qu'un maigre; à poids égal, le plus maigre est celui qui a besoin du plus grand nombre de calories.

L'usure des tissus, comme la déperdition de chaleur par rayonnement, sont proportionnelles à la stature et à la corpulence des individus, d'où un rapport forcé entre la stature d'un homme et sa ration alimentaire. L'ordinaire du tambour-major doit être supérieur à celui du petit fantassin.

Le besoin d'aliments, répondant à la ration d'entretien et à la ration du travail, est exprimé en calories par les formules suivantes :

Par kilogramme
corporel.

1° Pour un sujet à existence sédentaire. . . . .   35 calories.
2° Pour un sujet effectuant un travail musculaire
     modéré.   40   —
3° Pour un sujet effectuant un travail de force. .   48   —

Ainsi : 1° Un homme de stature et de poids moyen (60 kilogrammes), menant une existence sédentaire (expéditionnaire dans un ministère, par exemple, ou dans une banque), aura besoin d'une alimentation qui lui apporte $60 \times 35 = 2.250$ calories.

2° Le même homme, s'il effectue un travail musculaire modéré (charpentier, menuisier, maçon, conducteur de machine, blanchisseur, etc.) aura besoin de $60 \times 40 = 2.400$ calories.

3° Le même homme, effectuant un fort travail (forgeron, fort de la halle, terrassier) aura besoin de $60 \times 48 = 2.880$ calories.

La quantité d'albumine, qui doit entrer journellement dans le régime pour réparer les pertes de l'organisme en azote résultant de la désassimilation cellulaire, est en rapport avec le poids du corps. On admet qu'il faut, en moyenne, fournir 1 gramme d'albumine par kilogramme corporel ; aussi un homme de 70 kilogrammes devra-t-il manger au moins 70 grammes d'albumine par jour.

3° ÉTATS PHYSIOLOGIQUES DIVERS. — Les rations alimentaires varient, en quantité et en qualité, suivant les âges. Pendant toute la période de croissance, enfance et adolescence, le sujet doit recevoir une alimentation proportionnellement plus abondante, puisqu'elle pourvoit, d'abord, à l'entretien du corps et à la production de l'énergie, comme chez l'homme fait ; en surplus, à l'accroissement du corps. C'est dans la nourriture que l'enfant trouve les éléments nécessaires au développement de ses muscles, de ses viscères, au développement et à l'allongement de son squelette; c'est la nourriture qui lui fournit ses réserves de graisses. Si l'alimentation est insuffisante, l'enfant reste maigre, étiolé, son thorax ne se développe pas, son système musculaire est faible. La nourriture ne doit pas seulement être abondante, elle doit être choisie : elle doit contenir les albumines qui forment la base des tissus nouveaux ainsi que les sels (chlorures, phosphates, sulfates, etc.) qui sont nécessaires à la constitution des humeurs; telle est la *ration d'accroissement*.

De même, la femme enceinte, aussi bien que la nourrice, doivent recevoir une nourriture en rapport, non seulement avec leurs besoins personnels, mais avec la nécessité de pourvoir à la constitution et à la nourriture du nouvel être, de l'enfant.

Cette ration doit être encore plus considérable dans le cas spécial, mais non exceptionnel, de la jeune femme de dix-huit à vingt-cinq ans, enceinte et travaillant pour vivre. Ici, la nourriture, en plus de la ration d'entretien, en plus de la ration de travail, doit fournir encore une double ration de développement, puisqu'il s'agit d'assurer la croissance d'une mère jeune et de son bébé.

4° MILIEU EXTÉRIEUR. — D'autres conditions encore influent sur le choix de l'alimentation. Dans les pays froids, la déperdition de chaleur par rayonnement étant augmentée, l'alimentation pourvoit à un supplément de calories. L'homme ne se défend pas seulement contre le froid par les fourrures et par le chauffage, mais encore par une alimentation plus abondante, dans laquelle rationnellement les graisses tiennent une place prépondérante.

CHAPITRE VI

PRATIQUE DE L'ALIMENTATION

Le problème de l'alimentation offre
mille aspects. Il est culinaire, sans doute,
et gastronomique; mais il est aussi économique et social, agricole, fiscal, hygiénique, médical et même moral. Et d'abord,
et avant tout, il est physiologique.

A. DASTRE.
(*La Vie et la Mort.*)

A l'aide des principes scientifiques que nous avons exposés et
des tableaux que nous avons dressés, il devient facile d'établir
d'une manière précise ce que doit être le régime d'un travailleur
pour que son alimentation soit physiologique et rationnelle, alibile,
salubre, économique.

Nous donnons ci-dessous un exemple pratique de la composition de ces rations. Pour adapter le régime alimentaire au
mieux des besoins de chacun, comme pour le mettre en rapport
avec les conditions de corpulence, de travail, d'âge, etc., précédem-
ment énumérées, il suffira de modifier, en plus ou en moins, les
quantités et espèces d'aliments, de façon à obtenir avec le nombre
de calories nécessaires, le quantum d'albumine réparatrice indispensable; il suffira d'établir les proportions de chacun des aliments de façon à ce que, en leur adaptation particulière, ils
puissent répondre à chacun des besoins physiologiques.

I. — **Nombre des repas.**

La nourriture gagnerait à être répartie en cinq repas : trois indispensables, deux facultatifs :

1° Premier déjeuner du matin ;
2° Collation vers 9 ou 10 heures suivant les saisons ;
3° Déjeuner de midi ;
4° Goûter de l'après-midi ;
5° Dîner de 7 ou de 8 heures.

Le *premier repas* du matin est indispensable. Il est pernicieux pour l'ouvrier d'aller à son travail, surtout par les froides matinées d'hiver, sans avoir mangé. Le premier déjeuner permet de se défendre contre le refroidissement si sensible aux premières heures du jour, et donne les forces nécessaires au travail de la matinée. Le repas préférable est un repas chaud, dans lequel il entre du sucre.

Le *déjeuner de onze heures ou de midi* sera le plus abondant et le plus substantiel. Il doit réparer les forces dépensées dans la matinée et fournir l'énergie pour le travail de l'après-midi. L'ouvrier doit pouvoir disposer d'au moins une heure afin que le repas puisse être pris posément.

Le *repas du soir* sera plus léger.

Les *collations* de la matinée ou de l'après-midi, variant avec le temps, les saisons, les corps de métier, sont facultatives. Elles servent à augmenter l'apport des matériaux alimentaires chez les sujets qui font une grande dépense de force par suite d'un travail long et pénible, comme celui des porteurs des halles, des colti-neurs, des facteurs des gares, des soldats en manœuvres de guerre, des terrassiers, etc., etc.

II. — Menus

I

OUVRIERS EFFECTUANT UN TRAVAIL MODÉRÉ.

C'est le cas de la plupart des ouvriers d'usine, des menuisiers, maçons, conducteurs de machines, blanchisseurs, etc.

Pour un poids moyen de 65 kilogrammes, les besoins physiologiques sont :

$$65 \times 40 = 2.600 \text{ calories.}$$

L'alimentation est répartie en quatre repas : deux grands et deux petits :

	POIDS en grammes	CALORIES	PRIX à domicile	PRIX au restaurant
1ᵉʳ repas.				
Lait 200				
Pain 100		417	0ᶠ 106	0ᶠ 25
Sucre 15				
Infusion café noir . . . . »				
ou — Lait 150				
Chocolat 20				
Pain 100				
ou — Soupe :				
Pain 40				
Pommes de terre . . . 100				
Choux, navets, carottes. 50				
Beurre 15				
2ᵉ repas.				
Viande (bœuf, mouton, veau, porc) grillée, rôtie ou bouillie, hachis, ragoût, etc. 100		417	0 30	0 50
A reporter		534	0ᶠ 406	0ᶠ 75

	POIDS en grammes	CALORIES	PRIX à domicile	PRIX au restaurant
Report		534	0f,406	0f,75
Légumes :				
Pommes de terre	300	357,5	0 095	0 20
avec beurre	15			
ou Haricots, lentilles, pois ou fèves	80			
avec beurre	15			
ou Châtaignes bouillies	150			
avec beurre	15			
ou Riz à l'eau	80			
avec beurre	10			
ou Nouilles	65			
avec beurre	15			
ou Macaroni	50			
Beurre	12			
Fromage	18			
Tomates	5			
Dessert :				
Riz au lait : Riz	15	120	0f,056	0f,20
Lait	50			
Sucre	7			
(avec cannelle ou citron).				
ou Pudding à la semoule : (Remplacer le riz par semoule, 20 gr., dans la formule ci-dessus).				
ou Œuf au lait : 1/2 œuf	25			
Lait	75			
Sucre	7			
Farine riz	2,5			
Caramel, vanille	»			
ou Flan : Lait	75			
Farine froment	7,5			
1/2 œuf	25			
Sucre	7			
À reporter		1.011,5	0f,557	1f,15

	POIDS en grammes	CALORIES	PRIX à domicile	PRIX au restaurant
Report		1.011,5	0ᶠ 557	1ᶠ 15
ou Confitures.	60			
ou Fruits secs :				
Amandes avec coque . .	10			
Noisettes	10			
Raisins	20			
Figues.	20			
Pain	200	472	0 07	0 10
Infusion de café :				
avec sucre 2 morceaux	15	58	0 08	0 15
Vin, 1 1/4 litre (alcool, 20 gr.) . . .	»	140	0 10	0 20

3ᵉ repas *(goûter).*

	POIDS en grammes	CALORIES	PRIX à domicile	PRIX au restaurant
Pain	50	118	0 018	0 05
Fromage	20	76	0 048	0 10
Vin, 1/4 litre	»	140	0 10	0 20

4ᵉ repas *(dîner) :*

	POIDS en grammes	CALORIES	PRIX à domicile	PRIX au restaurant
Soupe pot-au-feu :				
Bouillon.	300			
Légumes	160	79,7	0 025	0 10
Pain	10			
ou Légumes	100			
Pain	10			
Beurre	5			
Viande (bœuf bouilli).	50	58	0 10	0 30
Légumes frais (choux, navet, ca-				
rotte. épinard, oseille, choux-				
fleur, choucroute, etc.	100	67,5	0 04	0 20
avec beurre	5			
Dessert (fruits frais)	100	25	0 05	0 20
Pain	100	236	0 035	0 05
Vin. 25 centil. (alcool, 20 gr.) . .	»	140	0 10	0 20
Total.		2.621,7	1ᶠ 323	3ᶠ 00

II

EMPLOYÉ MENANT UNE EXISTENCE SÉDENTAIRE.

C'est le cas des employés de bureau et de banque, des expéditionnaires dans les ministères, de beaucoup de domestiques.

Pour un poids moyen de 60 kilogrammes, les besoins physiologiques sont :

$$60 \times 35 = 2.100 \text{ calories.}$$

Ici trois repas suffisent pour assurer l'alimentation ; on supprimera le goûter de 4 heures.

Les menus du type I seront réduits dans leurs proportions, et la quantité totale de nourriture sera représentée par :

	POIDS	PRIX A DOMICILE
Pain	370 gr.	0 13
Lait	250	0 075
Sucre.	35	0 028
Beurre	25	0 075
Viande	150	0 40
Pommes de terre	200	0 05
ou Légumes secs	60	
Légumes frais.	100	0 015
Riz.	15	0 01
Fruits frais	100	0 05
Café	Une tasse.	0 08
Vin.	50 centil.	0 20
		1f 13

Ce menu comprend :

Albumine	71 gr.
Graisse	38
Hydrates de carbone.	309
Alcool.	40

III

OUVRIER EFFECTUANT UN TRAVAIL DE FORCE.

C'est le cas du fort de la halle, du facteur des gares, du débardeur, du terrassier, du charpentier.

Pour un poids moyen de 75 kilogrammes, les besoins physiologiques sont :

$$75 \times 48 = 3.600 \text{ calories.}$$

Pour permettre une alimentation suffisamment substantielle, réparatrice, énergétique, il est bon de recommander ici les cinq repas, surtout si le travail commence de bonne heure.

Les menus de l'espèce I seront augmentés dans leurs proportions. L'albumine est donnée à dose un peu plus élevée, en rapport avec le poids; mais l'augmentation de nourriture doit porter principalement sur les hydrates de carbone, aliments énergétiques.

La quantité totale de la nourriture sera représentée par :

	POIDS	PRIX À DOMICILE
Pain	520 gr.	0 18
Lait	300	0 09
Sucre.	80	0 06
Beurre	40	0 12
Fromage	40	0 10
Viande	200	0 50
Pommes de terre	500	} 0 08
ou Légumes secs	150	
Légumes frais.	200	0 05
Riz.	30	0 02
Fruit	200	0 10
Café	Une tasse.	0 08
Vin.	1 litre.	0 40
		1f 78

Ce régime comprend :

Albumine.	112 gr.
Graisse	68
Hydrates de carbone.	520
Alcool	80

IV

OUVRIÈRE EFFECTUANT UN TRAVAIL MOYEN.

C'est le cas d'un certain nombre de couturières, de femmes de journée, d'employées de manufactures, de demoiselles de magasin.

Pour un poids moyen de 55 kilogrammes, les besoins physiologiques sont :

$$55 \times 38 = 2.090 \text{ calories.}$$

Ici les menus du type I sont réduits ; la quantité d'albumine est réduite en proportion du poids de l'ouvrière, et l'alimentation est assez riche en hydrates de carbone pour fournir l'énergie mécanique nécessaire.

La quantité totale de la nourriture est représentée par :

	POIDS	PRIX A DOMICILE
Pain	370 gr.	0 13
Lait	250	0 075
Sucre.	40	0 03
Beurre	30	0 09
Viande	125	0 35
Pommes de terre	300	
ou Légumes secs	80	0 05
Légumes frais.	200	0 05
Riz.	15	0 015
Fruits	100	0 05
Café	Une tasse.	0 08
Vin.	35 centil.	0 14
		1f 060

Ce menu comprend :

Albumine	69 gr.
Graisse	41
Hydrates de carbone.	338
Alcool.	27

III. — **Prix de l'alimentation.**

On voit, par les exemples ci-dessus, que l'alimentation saine,
alibile et fortifiante que nous indiquons est suffisante en même
temps qu'économique. Elle revient à un prix notablement moins
élevé que l'alimentation habituelle, insuffisante, de l'employé et
de l'ouvrier de la capitale.

Le coût est :

1° Pour l'employé ayant une existence sédentaire .   1 fr. 113
2° Pour l'ouvrier effectuant un travail modéré . . .   1 fr. 323
3° Pour l'ouvrier effectuant un travail de force. . .   1 fr. 78
4° Pour l'ouvrière effectuant un travail modéré. . .   1 fr. 06

Qu'on ajoute à ces chiffres 0 fr. 10 à 0 fr. 20, représentant le
coût du charbon et de quelques assaisonnements qui n'ont pas
été comptés sel, poivre, herbes, etc.) et l'on aura le prix de
revient de la nourriture rationnelle pour les ouvriers et employés
parisiens.

Ces prix ne valent que pour les travailleurs qui prennent leurs
repas chez eux. Pour ceux qui se nourrissent entièrement et
exclusivement. matin et soir, au restaurant, ce qui, heureusement.
est un cas assez rare, la dépense est notablement augmentée;
généralement elle dépasse le double, comme nous l'avons montré
dans le menu n° 1.

Si l'on tient compte de ce que les travailleurs ne prennent
guère que le repas de midi et la collation de 4 heures au restaurant. le prix de la nourriture sera très inférieur à la somme
dépensée communément par les hommes que nous avons enquêtés.
C'est la démonstration nette que le travailleur parisien, proportionnellement à son gain, dépense, en général, beaucoup d'argent
pour se mal nourrir, et pourrait, avec les indications que nous
lui donnons, dépenser moins pour se mieux nourrir.

Quant aux femmes, leur salaire, généralement insuffisant, fait
qu'elles ne peuvent se bien nourrir qu'à condition de prendre

leurs repas chez elles ; nouvelle raison, ajoutée à tant d'autres, pour retenir la femme à la maison en lui fournissant les moyens de produire, à domicile, le travail qu'elle fait loin de son intérieur.

L'éloignement de son foyer est chose déplorable pour la femme : il lui fait perdre de plus en plus ses goûts et ses aptitudes de ménagère, désapprendre la cuisine, et contracter l'habitude de se nourrir, comme l'ouvrier, chez le marchand de vins-restaurateur.

CHAPITRE VII

RÉPERTOIRE ALIMENTAIRE POUR ÉTABLIR LES RATIONS ALIBILES SALUBRES ET ÉCONOMIQUES

Les résultats de l'enquête, sommairement exposés dans les chapitres qui précèdent, nous ont permis de rendre manifestes les défauts fondamentaux de l'alimentation populaire parisienne. Analyser, critiquer et démolir ne suffit pas, il faut démontrer, instruire et reconstituer sur de meilleures bases.

« Le régime idéal, a dit Atwater, est une combinaison d'aliments qui, tout en imposant le moindre travail à l'organisme, lui fournit une quantité de matériaux exactement suffisante pour subvenir à ses besoins. »

Ce régime parfait, les travailleurs ne peuvent le réaliser vraiment et avec économie, qu'à condition de trouver la besogne toute faite dans des menus que, pour eux, nous prenons soin de combiner et de calculer.

Les éléments de ces menus, conformes à un régime aussi simple qu'hygiénique et économique, n'avaient pas encore été rassemblés d'une façon méthodique. C'est pourquoi nous avons pris soin de dresser la série des tableaux qui suivent.

Les premiers de ces tableaux permettent de se rendre compte, à simple vue, de la valeur énergétique, de la valeur nutritive des aliments composés les plus usuels, et conséquemment de la préférence à donner à certains d'entre eux. Ces tableaux fixent aussi les prix, à Paris, de l'énergie contenue dans les aliments usuels, renseignement indispensable pour l'établissement économique des rations.

Les autres tableaux [indiquent la proportion des aliments

simples (albumine, graisse, hydrates de carbone) contenus dans 100 grammes des denrées alimentaires usuelles. Ils montrent quelles sont les denrées les plus propres à fournir tels ou tels des trois aliments simples : leur lecture sert à déterminer et l'espèce et la quantité des denrées nécessaires à l'établissement de la ration physiologique.

D'autres tableaux enfin, montrant le prix coûtant de 100 grammes des aliments simples, empruntés aux denrées usuelles, indiquent au consommateur le choix des denrées capables de lui fournir albumine, graisse et hydrates de carbone au plus bas prix ; car ce qui rend un mets coûteux ou bon marché, c'est assurément moins son prix d'achat que le prix auquel revient chacun des aliments simples que ce mets renferme.

En présentant la série de nos *tableaux* et en écrivant cette manière de *catéchisme alimentaire*, nous espérons parvenir à mettre dans toutes les mains les enseignements indispensables pour : d'une part, *hygiéniser* l'alimentation ; d'autre part, donner à chacun le moyen de bien composer ses rations journalières.

Ayant à nous occuper de menus populaires, nous avons, bien entendu, en fait de recettes et de formules alimentaires, visé à l'alibile, au simple et à l'économique. Nous n'avons pas la prétention de répondre à tous les cas qui peuvent se présenter dans une cuisine compliquée. Il faut, pour cela, consulter les grandes TABLES ALIMENTAIRES, telles celles de Kœnig en Allemagne, telles celles plus récentes d'Atwater en Amérique, aussi bien qu'il faut consulter l'ALIMENTATION ET LES RÉGIMES du professeur Armand Gautier.

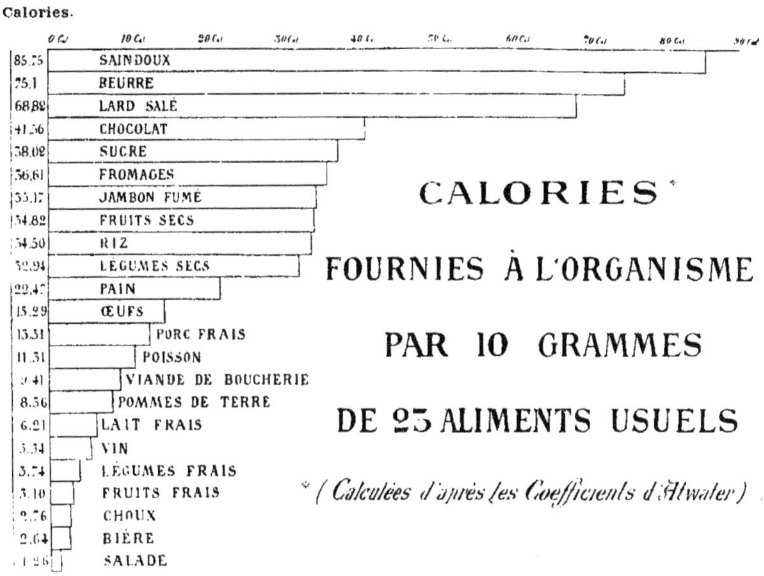

CALORIES*

FOURNIES À L'ORGANISME

PAR 10 GRAMMES

DE 23 ALIMENTS USUELS

(Calculées d'après les Coefficients d'Atwater)

Remarques sur le Tableau n° 1.

Les rations alimentaires étant calculées d'après le nombre de calories nécessaires à l'entretien de la vie (chaleur animale) et à la production de travail, on conçoit l'intérêt fondamental de ce tableau.

On y trouve, rassemblés dans l'ordre de leur valeur calorigène, 23 des aliments les plus usuels. Cette valeur calorigène peut être considérée comme totalement utilisable : nous avons pris soin, d'après les indications d'Atwater, de défalquer le déchet inévitable provenant d'une non-assimilation partielle des aliments dans le tube digestif.

La lecture de ce tableau explique pourquoi les aliments gras (saindoux, beurre, lard) font partie intégrante de tout menu rationnel, puisqu'ils fournissent, sous un petit volume, une part importante de l'énergie dépensée chaque jour par le travailleur.

On remarquera, qu'immédiatement à la suite des trois premières denrées, viennent le chocolat et le sucre. On remarquera encore que la viande de boucherie — placée après le porc frais et le poisson — n'occupe sur le tableau que le 15e rang.

Cette classification énergétique des aliments usuels montre que la viande, en dépit de sa cherté absolue et relative, est loin d'être avantageusement un réservoir de force. Voilà pourquoi, la place occupée par la viande dans nos menus est moins importante que celle prise par maints autres aliments auxquels le public non informé croit devoir attacher moins de valeur nutritive.

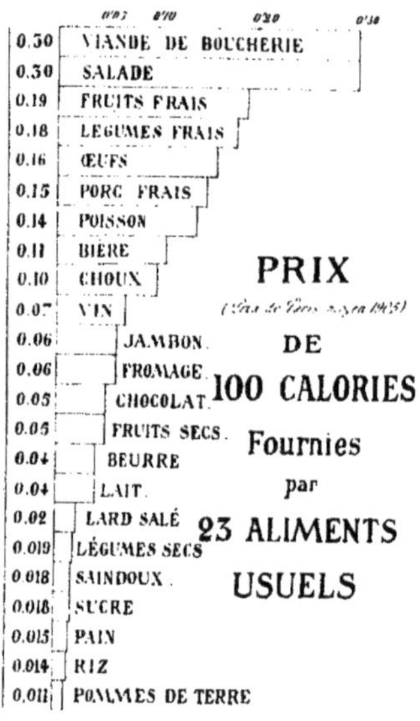

Remarques sur le Tableau n° 2.

Ce tableau donne les prix de l'énergie puisée dans les aliments les plus usuels à Paris, en cette année 1905; la viande y occupe le rang d'un aliment de luxe. Le chocolat figure comme un aliment de prix moyen. Le sucre et le pain, le riz et les pommes de terre représentent autant de types d'aliments fournissant l'énergie musculaire au meilleur compte.

Albumine.

36.76	HARENG FUMÉ
29.49	GRUYÈRE
28.21	HOLLANDE
25.5	POIS SECS
25	JAMBON FUMÉ
24.2	AMANDES
23.6	HARICOTS SECS
23.5	LENTILLES
22.08	RAIE
21.6	SAUMON
20.96	BŒUF
20.2	PORC
19.86	VEAU
19.70	POULET
19.3	MAQUEREAU
18.97	BRIE
17.5	MOUTON
17.0	NOISETTES
14.99	HARENG FRAIS
14.32	FROMAGE FRAIS *(gervais)*
12.55	ŒUFS
11.50	FARINE MAÏS, *polenta*
10.21	FARINE FROMENT
7.06	PAIN FROMENT
6.11	PAIN DE SEIGLE
3.66	LAIT
3.49	ÉPINARDS
1.46	SALADE
1.30	POMMES DE TERRE
1.23	CAROTTES
0.67	CERISES
0.60	RAISIN
0.36	POMMES

QUANTITÉS D' ALBUMINE CONTENUES dans 100 gr DE 53 ALIMENTS USUELS

Remarques sur le Tableau n° 3.

L'albumine, servant à la réparation des tissus détruits par une usure quotidienne, doit avoir sa place dans l'alimentation rationnelle; il faut introduire dans les menus journaliers un minimum d'albumine qui, suivant l'âge et la corpulence, varie entre 60 et 90 grammes.

Le tableau montre, qu'aux premiers rangs, le hareng fumé, les fromages étuvés (gruyère, hollande), le jambon fumé, fournissent avantageusement cette quantité d'albumine; voilà pourquoi ces denrées doivent communément figurer sur les menus populaires.

Les légumes secs, qui viennent immédiatement après les fromages et le jambon dans la liste des aliments réparateurs, se montrent plus riches en albumine que les viandes et les œufs.

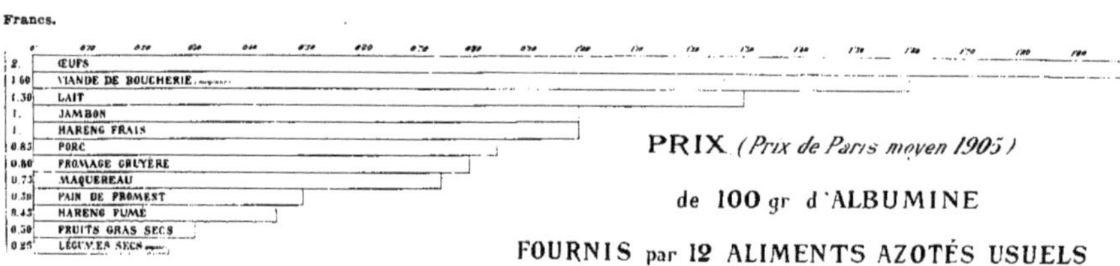

PRIX *(Prix de Paris moyen 1905)*

de 100 gr d'ALBUMINE

FOURNIS par 12 ALIMENTS AZOTÉS USUELS

Remarques sur le Tableau n° 4.

Les prix moyens des aliments azotés à Paris placent les légumes secs, le maquereau, les poissons fumés, le pain, les fruits secs parmi les sources les moins coûteuses d'albumine alimentaire. La viande de boucherie, à ce point de vue, est onéreuse : l'albumine qu'elle renferme revient pourtant moins cher encore que celle des œufs de vente courante qui constituent pour le Parisien une nourriture dispendieuse. Pour ce qui est des œufs frais, dits « à la coque », vraie denrée de luxe, ils ne sauraient être considérés sauf pendant certains mois de l'année comme pouvant figurer sur les menus populaires.

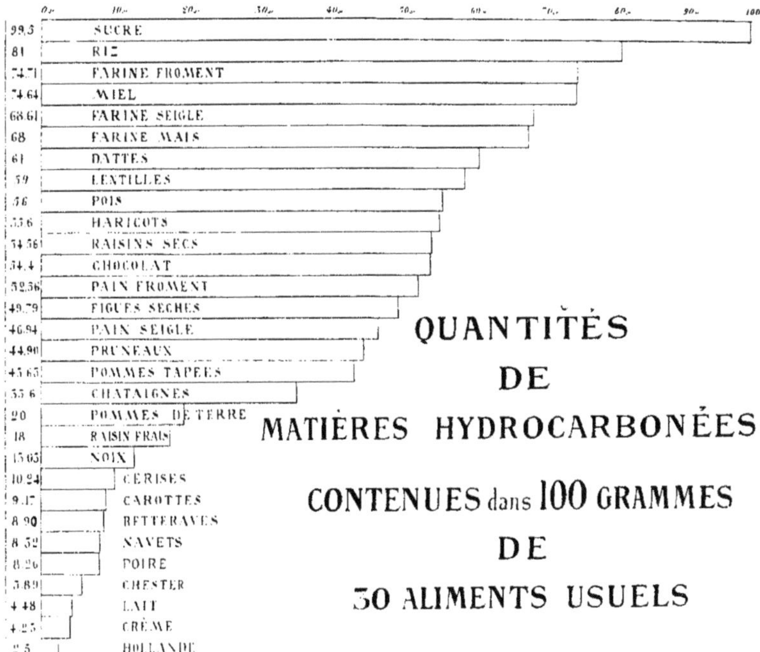

Remarques sur le Tableau n° 5.

Le tableau n° 5 s'applique aux aliments riches en matières amylacées et sucrées.

Le sucre occupe la première place. Le chocolat et certains fruits secs sucrés se montrent aussi fort avantageux pour composer des rations énergétiques, riches en hydrates de carbone, telles qu'elles doivent figurer particulièrement dans les menus des ouvriers astreints à de grands efforts musculaires.

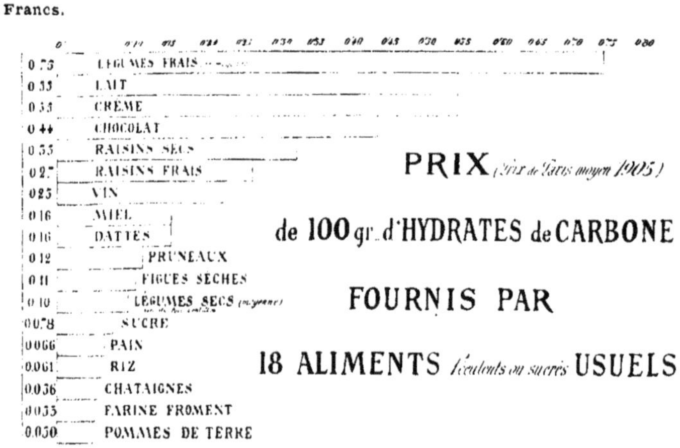

Francs.

Remarques sur le Tableau n° 6.

Les prix, à Paris, des matières hydrocarbonées placent, au point de vue du bon marché, les pommes de terre au premier rang. Il en résulte que, malgré certains inconvénients des pommes de terre (quelques-uns attribuables à la grande quantité d'eau renfermée dans la pulpe) inhérents à une forte consommation, elles doivent tenir une place importante dans l'alimentation journalière du travailleur.

Le riz, le pain, le sucre, les légumes et les fruits secs sont également des aliments énergétiques, et d'autant plus précieux, que fort nourrissants, ils sont bon marché.

Matières grasses.

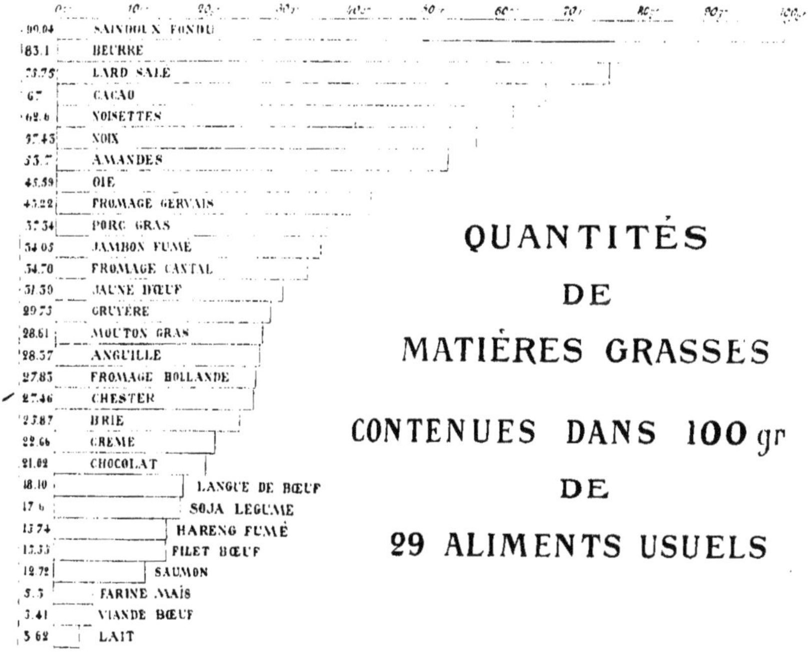

QUANTITÉS

DE

MATIÈRES GRASSES

CONTENUES DANS 100 gr

DE

29 ALIMENTS USUELS

Remarques sur le Tableau nᵒ 7.

Les aliments gras, les plus concentrés sous un faible volume, sont le saindoux, le beurre et le lard. Pourtant, si ces trois aliments sont en tête du tableau, les denrées végétales comme les amandes et les fruits secs (cacao, amande commune, noisettes, noix), dont la consommation devrait se généraliser, sont aussi très riches en matières grasses. Venant immédiatement après, se voient les divers fromages, aliments gras fort avantageux encore, aussi doivent-ils figurer sur les menus populaires.

Quant aux viandes usuelles, mouton et cochon exceptés, leur apport de matières grasses dans l'alimentation est minime, vu leur composition.

Le soja (légumineuse si usitée de tant de façons au Japon, qu'on commence à voir à Paris, et qui y est vendu 1 fr. le kilogramme environ) mériterait par sa richesse en divers éléments, notamment en matières grasses, d'entrer dans l'alimentation parisienne. Il en pourra être du soja comme de la banane, devenue aujourd'hui objet de consommation populaire, et qu'on sait être si riche en matières amylacées.

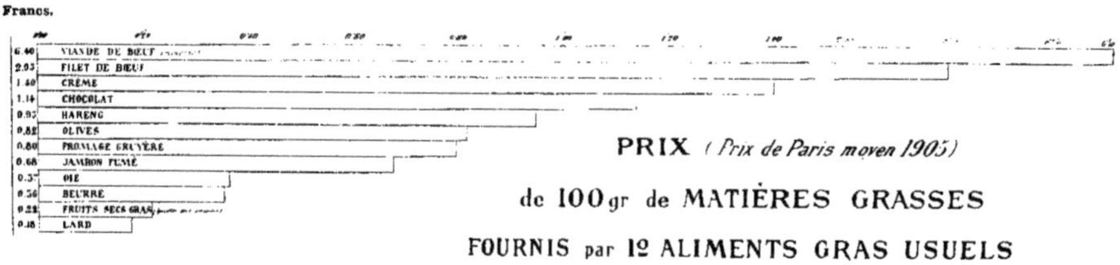

PRIX *(Prix de Paris moyen 1905)*

de 100 gr de MATIÈRES GRASSES

FOURNIS par 1º ALIMENTS GRAS USUELS

Remarques sur le Tableau n° 8.

Ce tableau montre que c'est alors qu'on l'emprunte aux graisses alimentaires lard, saindoux, beurre, aux fromages et au jambon fumé, que la nourriture grasse revient le moins cher. Ces divers aliments, pris ensemble ou séparément, doivent former la base d'une alimentation rationnelle et économique. Le chocolat, qui, lui aussi, est riche en graisse, mérite à ce titre de figurer plus communément dans les menus substantiels.

CHAPITRE VIII

CONCLUSIONS

L'enquête que nous menions auprès des ouvriers et des employés, venus nous consulter, et à qui notre devoir était de faire des prescriptions de Diététique et d'Hygiène thérapeutique, au moins autant que des prescriptions pharmaceutiques, nous a paru bonne à publier, apportant avec soi plus d'un enseignement.

A ce propos, remarquons, que pour n'être pas faite sur une vaste échelle — nos clients interrogés sont un peu plus d'une centaine — notre enquête fournit pourtant sur le salaire, les dépenses consacrées à la nourriture et au logis, des renseignements assez comparables aux chiffres indiqués par des travaux faits[1] à tous autres points de vue que celui où nous nous sommes placés.

Cette remarque est intéressante en ce sens qu'elle permet de penser que d'autres prolétaires que les travailleurs parisiens (les ouvriers lyonnais, par exemple), inclinant aux mêmes fautes contre l'hygiène alimentaire, doivent être, eux aussi, exposés aux mêmes conséquences.

La lecture du chapitre[2] consacré par le Dr R. Romme, d'après les travaux de **L. Bonnevay**, de **M. Benoist**, du comte d'Hausson-

1. Les budgets comparés de cent monographies de familles publiées d'après un cadre uniforme dans « les ouvriers européens » et « les ouvriers des deux mondes », avec une introduction, par M. E. Cheysson, en collaboration avec M. A. Toqué, in *Bulletin de l'Institut international de statistique*, t. V, 1890. 1re livraison.

2. Rapport, au Congrès international de Paris, sur les Conditions économiques dans l'Étiologie sociale de la Tuberculose. *Revue de Médecine*, n° 10, 10 octobre 1905, p. 754.

ville, à l'étude des rapports existant entre la tuberculose, le salaire et les budgets ouvriers, est, à cet égard, fort suggestive.

.·.

Pour limitée qu'elle soit à une centaine d'individualités ; pour faite à la porte d'un hôpital au lieu d'avoir été conduite à la porte d'usines, d'ateliers, de bureaux ou de magasins, notre enquête ne laisse pas que d'être intéressante en nous montrant, dans les fautes commises contre l'hygiène alimentaire, une des raisons de l'extension de la tuberculose dans le prolétariat parisien.

C'est que rien ne prépare mieux la déchéance de l'organisme et sa non-résistance aux infections contagieuses qu'une alimentation irraisonnée, insalubre, ou insuffisante. Insalubre, elle altère le tube digestif, et fait de l'individu mal nourri un intoxiqué, un dyspeptique ; irraisonnée, apportant en excès ce qui est inutile ou nuisible, et ne fournissant pas ce qui est nécessaire, elle est surabondante sans être nourrissante ; insuffisante, mal calculée, n'apportant pas à l'organisme de quoi réparer les dépenses du travail, elle contraint l'individu à épuiser ses réserves, à détruire ses tissus.

Ces fautes contre l'Hygiène, que notre enquête met en lumière chez une centaine d'individus pris au hasard, expliquent pour une part la désolante fréquence de la tuberculose dans le monde des travailleurs parisiens qui, s'usant rapidement, n'offrant aucune résistance à l'infection de certains taudis, de certains bureaux, de certains ateliers, deviennent une proie facile pour le bacille de Koch.

Chez les bacillaires d'aujourd'hui, comme chez les prédisposés et les anémiés, bacillisables de demain, interrogés lors de leur venue à Laënnec, les fautes d'alimentation se retrouvaient assez lourdes et répétées, pour que nous puissions rendre celles-ci responsables, en partie, de la déchéance organique ayant permis l'infection tuberculeuse.

.

Notre enquête est, au fond, une étude sur la pathogénie de la tuberculose. Elle surprend sur le vif, analyse dans le détail et serre de très près les fautes contre l'alimentation commises par la majorité des travailleurs, ceux-ci très en peine d'agir différemment, puisqu'on n'a jamais pris soin de les informer et de les instruire.

Nous pensons qu'il appartient aux médecins, autant éducateurs en santé que guérisseurs, de propager l'hygiène alimentaire tout autrement qu'on ne l'a fait jusqu'à présent.

La propagande en semblables matières nous apparaît comme la moralité à donner aux études pathogéniques auxquelles nous venons de nous livrer. Pareilles études n'indiquent-elles pas la manière de prévenir, en corrigeant les mauvaises habitudes alimentaires, tant de maladies où nous achemine la misère physiologique? Les pathogénistes ne resteraient-ils pas en deçà de leur tâche, si ne se faisant pas praticiens, ne plaçant pas le remède à côté du mal, ils ne dictaient pas des règles de conduite facilement applicables aux besoins alimentaires de chacun?

Notre enquête prouve une fois de plus combien ont raison ceux d'entre nous, qui, par la leçon d'hygiène dont ils accompagnent toute prescription médicamenteuse, s'efforcent d'orienter leur consultation hospitalière autant vers la prévention des maladies que vers le traitement des malades.

La leçon d'hygiène donnée à chacun des clients venus pour consulter porte plus qu'on ne l'imagine, car le chef de famille a chances de la retenir pour la redire au logis, se l'appliquer à lui-même, l'appliquer à sa femme comme aux enfants.

C'est à nos consultations — puisqu'elles nous mettent journellement en contact avec le public — que nous avons l'occasion et le devoir d'enseigner non seulement la salubrité de l'existence, mais l'hygiène alimentaire qui en est l'un des fondements.

C'est en ce sens que nous devons particulièrement nous montrer *curateurs à la santé, éducateurs en santé*, enseignant, par l'Hygiène alimentaire mise à la portée de tous, comment chacun doit mieux manger, pour mieux vivre[1].

D'ordinaire, quand les médecins passaient en revue les facteurs économiques de la phtisie, ils se contentaient d'affirmer que la nourriture insuffisante fait, elle aussi, le lit à la tuberculose. D'ordinaire nous ne précisions pas, nous n'expliquions pas aux travailleurs — pourtant si intéressés à le savoir — en quoi l'alimentation de maints d'entre eux est irrationnelle (péchant par défaut ou par excès), insalubre, dispendieuse, la routine régnant ici comme ailleurs en maîtresse.

N'est-ce pas, en effet, aux mêmes heures, chez des traiteurs de même ordre, offrant pareils menus, à de mêmes tarifs, qu'aux quatre coins de Paris, ouvriers, employés, ouvrières prennent tous, quasiment les mêmes repas, sans que jamais, de n'importe où et de n'importe qui, leur viennent des conseils? Qui les avertit que le nombre, comme la composition (qualitative et quantitative) de leurs repas, devraient être régis par des considérations d'âge, de sexe, de stature, de poids[2], de saisons, de métiers exercés à l'air ou en milieux confinés qui, raisonnablement, doivent régler les rations d'entretien, de travail et de développement de chacun!

Le choix et les commandes chez le marchand de vins-restaurateur, ne s'inspirent-ils pas des appétences irréfléchies et fan-

1. A propos du rôle D'ÉDUCATEUR EN SANTÉ que doit jouer le médecin dans les familles, voir, in *Revue de médecine*, 10 novembre 1905 : Aperçus de médecine sociale, par L. Landouzy.

2. A ce point de vue, nous ne saurions trop suggérer aux restaurants populaires l'idée de tenir à la disposition de leurs habitués une balance qui solliciterait le client à se peser.

Au-dessus de la balance se liraient des tableaux indiquant, pour les individus de 40 kilogrammes jusqu'à 90 kilogrammes, la somme de calories nécessaires pour leur ration physiologique journalière. Son poids connu, le consommateur n'aurait plus, pour puiser dans les aliments les calories dont il a besoin, qu'à s'en remettre aux *Indicateurs d'alimentation* placés sous ses yeux.

Nous ne doutons pas que, très vite, chacun ne prenne, hebdomadairement ou mensuellement, l'habitude de se peser, pour régler ses rations alimentaires.

L'ouvrier et l'employé, venant au restaurant, comprendront qu'il est aussi nécessaire de « calculer chacun son alimentation », qu'il nous est indispensable, quand nous entrons dans une maison de confections, de savoir notre pointure, notre tour de tête, notre tour de poitrine et notre ceinture, si nous voulons être chaussés, coiffés et habillés comme il convient.

taisistes des consommateurs plutôt que de leurs appréciations sur
la valeur nutritive de chacun des plats du jour? L'offre, comme la
demande, chez le fournisseur et chez le consommateur ne sont-ils
pas faits de toutes autres choses que de préoccupations d'hygiène
alimentaire? Et pourtant, l'homme qui, l'heure du repas venue,
entre chez le traiteur, n'y vient-il pas manger expressément : pour
vivre et travailler, pour s'entretenir en santé comme en vigueur,
et pour ne point tomber malade ?

Cela étant, qui, *pratiquement*, se préoccupe de raisonner et de
rationner l'alimentation humaine? Même dans les restaurants
économiques faisant honneur aux Œuvres de solidarité qui les
ont fondés, même dans les restaurants populaires les plus recommandables, où sont les *Indicateurs d'alimentation*, qu'on devrait
appendre au mur, comme le sont dans les gares les affiches faisant connaître au voyageur, avec les heures de départ, la marche
des trains, les distances kilométriques et le prix des places?

Trouvant que, sur cette question de l'alimentation populaire,
toutes choses doivent être réformées; trouvant qu'un abécédaire
est indispensable, nous avons pris soin de composer, en attendant
mieux, des *Indicateurs d'alimentation*[1] dans lesquels, continuant
notre comparaison, le travailleur puisera tous les renseignements
nécessaires pour atteindre le but poursuivi : se nourrir au mieux
de ses intérêts, de *tous* ses intérêts.

Cette éducation à faire du public, à toutes heures de la journée
auxquelles il vient prendre ses repas, sera surtout l'œuvre des restaurants à bon marché, qui trouveront ainsi nouvelle occasion de
donner plein cours aux sentiments philanthropiques de leurs fon-
dateurs.

Il faut que demain, en matière d'éducation alimentaire, les
choses aillent tout autrement qu'elles n'allaient hier, puisque,
jusqu'à présent, on avait pris l'habitude, pour ce qui était de
l'alimentation de l'homme, après en avoir promulgué les principes
physiologiques, de s'en remettre négligemment à la routine pour

---

1. Nous espérons fort voir nos *Indicateurs d'alimentation* ou d'autres modèles,
inspirés de mêmes préoccupations, mis dans les restaurants populaires à la
disposition des consommateurs : nous espérons les voir passer en mains
comme on fait des *menus* portant les plats du jour.

appliquer les lois de la nutrition. Peu de leçons de choses étaient faites, nuls conseils *pratiques* n'étaient donnés sur cette question, pourtant primordiale, puisque l'Économie Politique nous enseigne que, proportionnellement, les dépenses de nourriture « croissent en raison inverse du bien-être ».

C'est justement parce que, dans le budget de l'ouvrier et de l'employé, le chapitre dévolu à la nourriture est le plus chargé, que le consommateur a tant d'intérêt : à tirer le meilleur parti de son argent; à apprendre, par exemple, que pouvant choisir entre du bœuf, du porc frais, des légumes verts et des pommes de terre, il a tous profits à se faire servir du porc et des pommes de terre, plutôt que de la viande de boucherie ou de la chicorée, ces dernières denrées, pour une même équivalence nutritive, coûtant le double. De même, pour la *midinette* qui, ruinant sa santé et sa bourse, préfère déjeuner d'une salade au lieu de se faire servir une portion de jambon fumé, un plat de pommes de terre ou une ration de riz au chocolat.

Après lecture de notre enquête, on demeurera convaincu que nous manquions d'un catéchisme d'alimentation, à l'heure où Lassalle va jusqu'à prétendre que « la question sociale est une question d'estomac » !

Si, aujourd'hui encore, nous réclamons pour que l'Hygiène alimentaire soit l'objet des préoccupations de tous, c'est que vraiment elle est partout aussi négligée que possible.

Combien n'en va-t-il pas mieux en matière d'alimentation des animaux, puisque nous n'avons qu'à choisir parmi d'excellents *manuels* qui, traitant de l'élevage, indiquent *pratiquement*, avec détails infinis, en regard du travail fourni par les moteurs animés, les rations alimentaires *optima*, et cela avec les prix de revient ! Nous ne manquons pas non plus de *guides du parfait chauffeur* d'automobiles et de machines à vapeur, dans lesquels sont précisés le choix, le mode d'emploi économique, le rendement, comme les prix des essences, des houilles maigres ou grasses !

En revanche, les manuels populaires d'alimentation humaine rationnelle et économique, mis à la portée de tous, de compréhension facile et de lecture courante, n'existent guère. Il fallait pour que pareils manuels vissent le jour que se sentît l'urgente nécessité, par l'enseignement ménager, d'instruire tout un chacun en hygiène alimentaire, aussi bien qu'en hygiène générale, aussi bien qu'en hygiène antialcoolique et antituberculeuse.

.·.

Les fautes de « nourriture » insciemment commises, au double point de vue de leur santé et de leur pécule, par nos clients de Laënnec, montrent combien il est urgent de propager, de généraliser les cours d'Enseignement Domestique. Dans ces cours — que nous voudrions obligatoires — les fillettes, futures ménagères, pourront s'adresser, elles aussi, à nos *Indicateurs alimentaires* pour bien connaître pratiquement, non seulement la valeur-salubrité, la valeur-argent, la valeur nutritive des denrées et leur utilisation, mais encore le rendement comparé de ces mêmes denrées.

Nous croyons par notre enquête efficacement servir la cause de l'éducation alimentaire du public, comme l'un de nous[1] l'a fait déjà, sous l'égide de l'Alliance d'Hygiène Sociale, dans les conseils d'Hygiène donnés aux Mutualistes.

Nous croyons aussi, par nos *Indicateurs alimentaires*, répondre aux préoccupations se faisant jour de divers côtés, et qui, récemment, donnaient à un groupe de chimistes, de médecins, d'hygiénistes et d'économistes l'idée de fonder la Société scientifique d'Hygiène Alimentaire et d'Alimentation rationnelle de l'homme, sous la présidence de M. le Dr H. Ricard, sénateur.

C'est dans les mêmes pensées, que ladite Société, sous le haut patronage du Président de la République, organise à Paris, pour février-mars 1906, le premier Congrès international d'Hygiène alimentaire et d'Alimentation rationnelle de l'homme.

Les études de la Société d'Hygiène Alimentaire, comme les travaux élaborés dans les diverses sections du futur Congrès,

1. L. Landouzy, Conseils d'Hygiène insérés, par la Préfecture de la Seine, dans le *Livret de sociétaire des Sociétés de secours mutuel.* « Pour équilibrer notre budget, soyons regardants à autre chose qu'à notre nourriture. Soyons soucieux, avant tout, d'alimentation saine, dans laquelle le laitage, les œufs (pendant les mois d'été), les légumes, le poisson frais, les farineux, le riz, le pain, les fruits cuits, le sucre, doivent tenir plus de place que la viande. »

seront bien venus à documenter ainsi que nous nous efforçons de le faire nous-mêmes, l'Enseignement Ménager qui, né en France, rapidement développé en certains pays, notamment en Belgique, en Scandinavie, en Amérique, etc., devient chez nous l'objet de la vive sollicitude de tous ceux qui ont charge d'éducation publique.

Cet enseignement ne se contentera plus d'apprendre : la gérance du gain de l'ouvrier, le meilleur emploi à donner à son salaire, la bonne tenue de la maison. Ses visées seront plus hautes, son programme sera plus vaste, tout en s'imposant d'être d'emblée utilitaire.

Il comportera l'étude pratique de l'alimentation raisonnée, afin de conserver la santé, d'entretenir les forces et d'assurer la plus-value du travail de l'ouvrier.

Voilà comme l'éducation ménagère[1], elle aussi, elle surtout, fait partie de l'armement antituberculeux pour lequel, aux quatre coins de l'horizon, nous demandons des recrues.

L'hygiène alimentaire, telle que nous l'avons comprise, commentée et appliquée, trouvera sa place légitime, même prépondérante, dans cet Enseignement Ménager, dont la nécessité, proclamée, dans leurs écrits comme dans leurs cours, par MM. Paul Strauss, Hue, E. Cheysson, Buisson, Bayet, Leune, par Mmes Seignobos, Paquet-Mille, Glias, Pauline Kergomard, Sourdillon, E. Demailly, Augusta Moll-Weiss, etc., est aujourd'hui reconnue par tous ceux qui voient dans l'éducation domestique, apprenant à la femme à rester au foyer, une des meilleures sauvegardes de la santé morale et physique du pays.

[1]. L'Enseignement Ménager vient d'être, au Congrès international de la Tuberculose, l'objet d'un vœu formulé par M. E. Cheysson, vœu présenté par la IVe section, et ratifié dans la séance plénière de clôture. Ce vœu est ainsi libellé : « Comme complément indispensable à l'assainissement de la maison, il convient de développer l'Enseignement Ménager en l'organisant méthodiquement, en vue d'apprendre à la ménagère : la bonne tenue du logement ; *la sage administration du budget domestique ; l'alimentation rationnelle et économique* ; l'hygiène et la prophylaxie des maladies évitables, particulièrement de la tuberculose. »

Paris. — L. MARETHEUX, imprimeur, 1, rue Cassette. — 11179.